Prix : 1 franc.

L'ŒIL

Hygiène - Maladies - Traitement

par le Dr VALUDE

Bibliothèque Larousse

L'ŒIL :
hygiène
maladies
traitement

SIXIÈME MILLE

L'ŒIL

Hygiène. — Maladies
Soins. — Traitement

Par le Dr VALUDE
Médecin de la clinique nationale des Quinze-Vingts

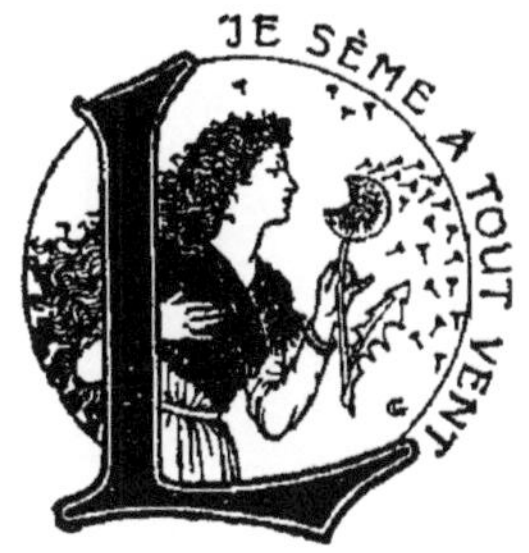

54 Gravures

Bibliothèque Larousse
Paris - 13-17, rue Montparnasse

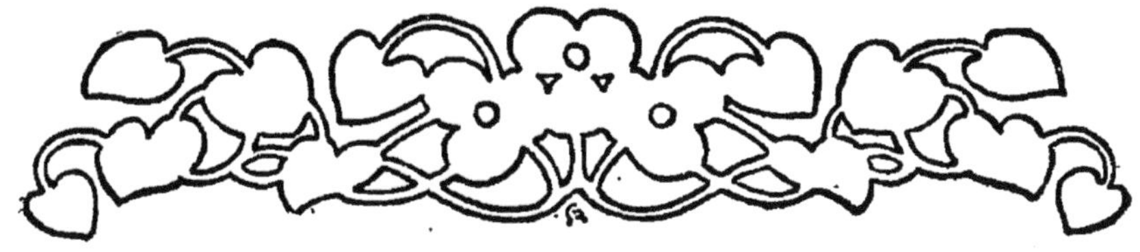

L'ŒIL:
hygiène
maladies
traitement

ANATOMIE ET FONCTIONS DE L'ŒIL

L'œil n'est pas, à lui tout seul, l'instrument ou l'organe de la vision; il n'en est que l'appareil transmetteur. L'œil représente très exactement la chambre noire d'un appareil photographique; il reçoit et emmagasine les images fournies par le monde extérieur. Ces images sont ensuite transmises au cerveau par tout un système de conducteurs nerveux qui commence par les nerfs optiques; arrivées au cerveau, elles sont développées, si l'on peut dire, superposées ou fusionnées, et de cette opération cérébrale résulte le phénomène de la vision.

Nous décrirons succinctement les diverses parties constitutives de l'œil, et nous verrons, pour poursuivre la comparaison précédente, que chacune d'elles concourt à assurer la perfection d'une chambre noire photographique. Tout y est : les paupières qui protègent et recouvrent l'œil comme le voile noir des photographes, la cornée et le cristallin qui représentent l'objectif, l'iris qui est un admirable diaphragme très mobile et très contractile suivant l'intensité de la lumière, la rétine qui constitue la plaque sensible. On y trouve même la matière à impressionner sous la forme de cette substance délicate qui a nom « rouge rétinien » et qui imprègne les éléments de la rétine.

L'étude anatomique de l'œil peut être divisée en six parties : 1° les organes protecteurs; 2° les enveloppes du globe; 3° les milieux transparents de l'œil; 4° l'appareil de perception, la rétine, et de transmission, les nerfs optiques; 5° les muscles moteurs de l'œil; 6° l'appareil lacrymal.

I. — ORGANES PROTECTEURS

Orbite. — L'orbite est une cavité pyramidale quadrangulaire dont la base, ouverte, regarde en avant et en dehors. Les orbites (*fig.* 1) sont formées par la réunion de divers os : le *frontal*, le *sphénoïde*, le *malaire*, l'*unguis*, l'*ethmoïde* et le *maxillaire supérieur;* elles présentent en arrière un orifice arrondi, le *trou optique*, par lequel sortent les nerfs optiques, et un autre plus large, la *fente sphénoïdale*, par où pénètrent les vaisseaux et les nerfs destinés aux muscles de l'œil et à l'œil lui-même. L'orbite contient une épaisse couche de graisse qui forme un coussinet sur lequel le globe de l'œil se meut et qui le protège contre le contre-coup des chocs.

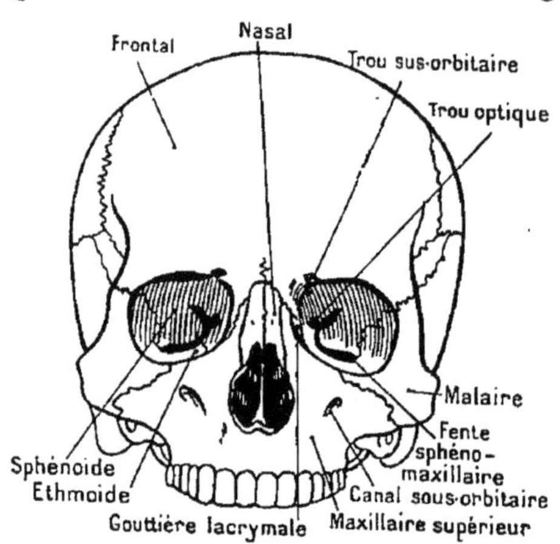

Fig. 1. — Cavités orbitaires.

Sourcils et Paupières. — Les *sourcils* sont deux saillies transversales, arquées, garnies de poils et situées au niveau du bord orbitaire supérieur. Ils servent à arrêter la sueur s'écoulant du front.

Les *paupières* (*fig.* 2) sont des voiles musculo-membraneux qui recouvrent en avant le globe de l'œil; c'est la paupière supérieure surtout, plus longue que l'inférieure, qui joue ce rôle de protection. Le bord des paupières est garni de longs poils, les *cils*, destinés à arrêter les poussières. Le rôle des paupières est double : 1° elles protègent le globe de l'œil contre les chocs et la lumière; 2° elles étalent à sa surface le liquide des larmes, lubrifient la surface de l'œil, puis chassent comme un balai les détritus vers les voies d'excrétion des larmes. Cette fonction est réalisée par le phénomène du *clignement*.

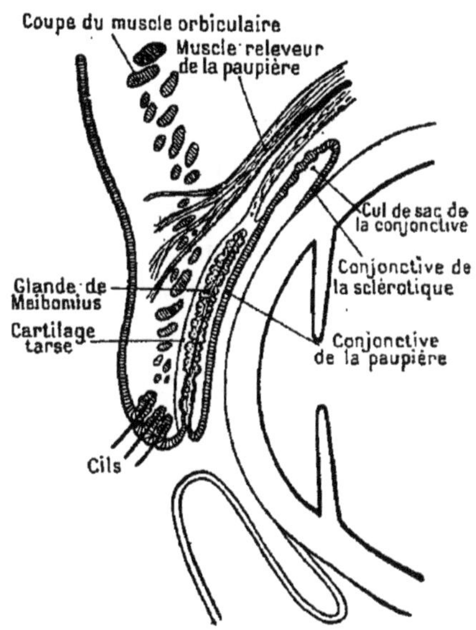

Fig. 2. — Paupières.

Les paupières sont formées, de l'extérieur à l'intérieur : 1° d'une peau très fine; 2° d'un muscle circulaire, l'*orbiculaire des paupières*, dont la contraction produit l'occlusion des yeux et le spasme, le tic convulsif assez commun chez les enfants; 3° d'une lame fibreuse, le *cartilage tarse* (*fig.* 3), qui constitue la charpente de la paupière et qui est à la paupière supérieure d'une hauteur de 1 centième environ; à la partie supérieure de ce dernier s'attache le *muscle releveur de la paupière* qui sert à ouvrir les yeux; 4° d'une doublure muqueuse qui s'appelle la *conjonctive*.

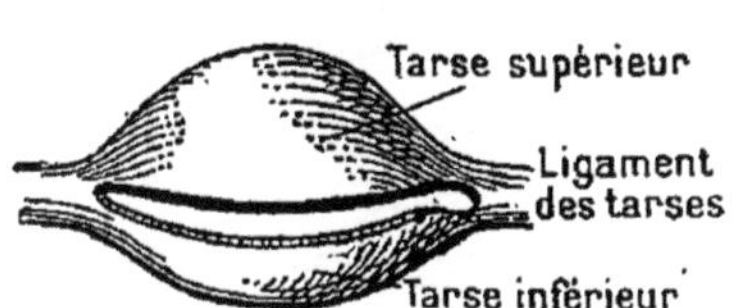

Fig. 3. — Cartilages tarses.

La *conjonctive* est la muqueuse qui tapisse non seulement le dedans des paupières, mais encore tout l'extérieur du globe de l'œil, sauf la cornée transparente. Elle constitue une sorte de sac ouvert en avant, et c'est dans ses replis, ou culs-de-sac, que s'amassent les poussières ou corps étrangers. La conjonctive est légèrement rosée et sa surface, lubrifiée par les larmes et le liquide de ses glandes propres, sert à favoriser le glissement des paupières sur le globe. Dans l'angle interne de l'œil, vers l'endroit communément dénommé *larmier*, la conjonctive forme une saillie mamelonnée, la *caroncule lacrymale*, et un repli, le *repli semi-lunaire*. Ce dernier organe est très accusé chez les animaux (les chiens en particulier) où il est cartilagineux et devient ce qu'on appelle la *troisième paupière*.

II. — ENVELOPPES DU GLOBE

Les enveloppes du globe (*fig.* 4) sont, de dehors en dedans, la sclérotique et la choroïde.

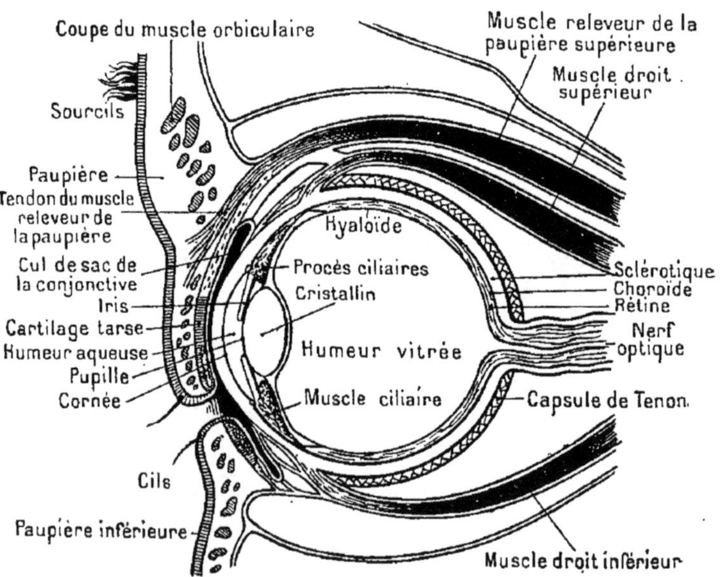

Fig. 4. — Coupe de l'œil.

La *sclérotique* (du grec *skleros*, dur) ou *cornée opaque* est la partie communément appelée « blanc de l'œil ». C'est une membrane fibreuse, opaque, très résistante, qui constitue les 4/5 postérieurs de l'enveloppe protectrice du globe, dont le 1/5 antérieur est formé par la *cornée transparente*. Son épaisseur est de 1 millimètre et elle est assez élastique pour résister victorieusement à des chocs assez forts.

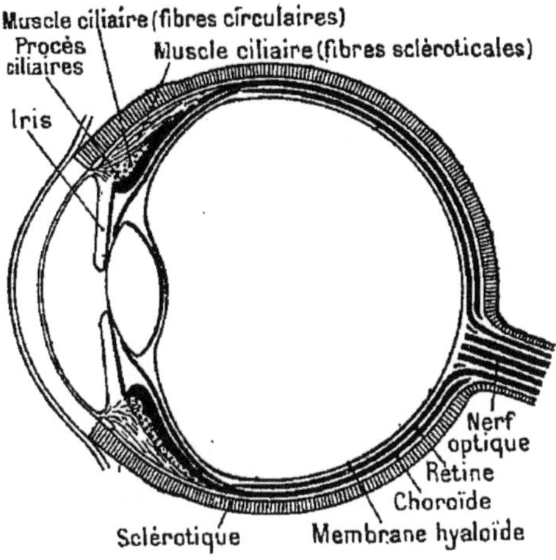

Fig. 5. — Enveloppes du globe oculaire (coupe).

La *choroïde* (*fig.* 5, 6) est une membrane constituée presque uniquement par des vaisseaux sanguins, artères et veines, et qui s'étale, en la tapissant, à l'intérieur de la coque formée par la sclérotique. C'est la membrane nourricière du globe de l'œil; elle se compose de trois parties distinctes :

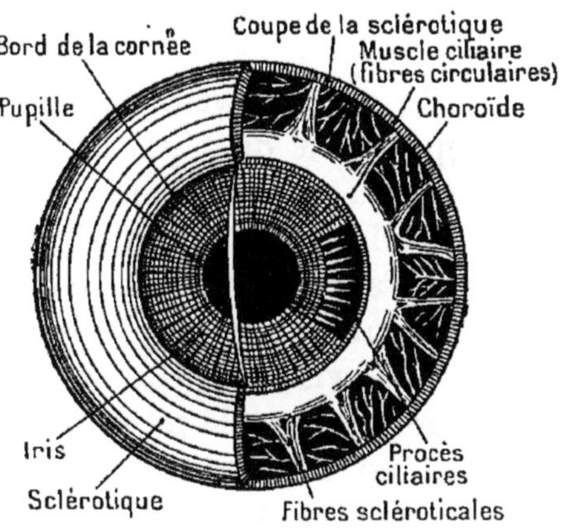

Fig. 6. — Partie antérieure de la choroïde.

1° La *choroïde* proprement dite, qui tapisse le fond de l'œil et qui contient un réseau très important de vaisseaux sanguins ainsi que du pigment noir. Ce pigment est destiné à obscurcir les parois de la chambre noire oculaire et à empêcher la lumière de pénétrer à travers l'épaisseur de la sclérotique.

2° Le *corps ciliaire* est un bourrelet formé par la choroïde au niveau du point où elle s'attache au pourtour de la cornée et où elle se continue avec l'iris. Ce point de jonction où pénètrent également du dehors la plupart des artères de l'œil est appelé le *nœud vital de l'œil.* Le corps ciliaire comprend lui-même deux parties : le *muscle ciliaire*, qui sert à accommoder la vue aux différentes distances et qui est un organe essentiel au fonctionnement de la vision; les *procès ciliaires* (*procès* vient du latin *processus*, prolongement), qui sont des plis en série encadrant le cristallin et qui renferment de nombreux capillaires pouvant être gonflés de sang sous l'action du muscle ciliaire.

3° L'*iris*, qui termine la choroïde en avant, est la partie de cette membrane visible au dehors; c'est lui qui donne à l'œil sa caractéristique colorée, suivant la façon dont le pigment s'associe au tissu propre de cette membrane : yeux noirs ou bruns (très pigmentés), yeux bleus, gris. Chez les albinos, le pigment manque complètement et l'iris paraît rose par la coloration du sang contenu dans les vaisseaux.

On appelle yeux *vairons* les yeux qui, par une inégale répartition du pigment, présentent une coloration irrégulière ou inégale sur les deux yeux.

L'iris constitue un diaphragme contractile à la lumière et à l'accommodation; il est placé juste au-devant du cristallin, qui joue le rôle principal dans la mise au point des images visuelles. Le centre du diaphragme irien est percé d'un trou appelé *pupille* (communément *prunelle*) qui varie de diamètre suivant l'éclairage ou selon que l'iris regarde de près ou de loin. Les mouvements du diaphragme irien sont régis par le muscle lisse appelé « sphincter de l'iris ». La pupille se dilate à l'obscurité ou se rétrécit dans la grande lumière.

III. — MILIEUX TRANSPARENTS DE L'ŒIL

Ce sont, d'avant en arrière, la *cornée, l'humeur aqueuse,* le *cristallin,* l'*humeur vitrée* ou *corps vitré.* L'humeur aqueuse et le corps vitré jouent un rôle très secondaire dans l'action optique des milieux transparents de l'œil; ce sont plutôt des organes de remplissage.

Le rôle capital est tenu par le cristallin, qui représente réellement l'objectif de l'appareil optique visuel.

La *cornée* forme la partie antérieure de l'enveloppe extérieure de l'œil, dont le reste est constitué par la sclérotique; mais elle est transparente et plus bombée que cette membrane, dans laquelle elle semble enchâssée comme un verre de montre.

L'*humeur aqueuse,* liquide transparent, très limpide, légèrement salé, est placée dans l'espace qui existe entre la cornée en avant et l'iris doublé du cristallin en arrière, espace nommé *chambre antérieure de l'œil.*

Le *cristallin* est une lentille biconvexe placée entre l'iris et le corps vitré et entourée au niveau de son équateur par les procès ciliaires. Le diamètre de cette lentille est de 1/2 centimètre environ et sa convexité postérieure est plus forte que la courbure de la face antérieure. Sa consistance, molle chez l'enfant, augmente progressivement et devient dans la vieillesse plus ou moins dure. Sa transparence doit rester parfaite et c'est son opacification qui constitue la *cataracte.* Le cristallin est constitué par un noyau enveloppé dans une coque appelée *capsule cristallinienne.* Dans l'opération de la cataracte on fait sortir le noyau de cette capsule qui reste en place.

Le cristallin est l'organe qui sert à l'*accommodation*, c'est-à-dire qui permet à l'œil de se « mettre au point », de s'adapter aux différentes distances. Le muscle ciliaire, par l'intermédiaire des procès ciliaires, puis du *ligament suspenseur du cristallin* ou *zonule*, agit sur la lentille cristallinienne pour la faire bomber ou s'aplatir suivant les efforts de l'accommodation. Le cristallin, par son élasticité, se prête à ces mouvements; mais ceux-ci sont plus faciles chez les sujets jeunes. Les sujets âgés perdent peu à peu leur pouvoir d'accommodation et c'est ce qu'on appelle la *presbytie.*

Le *corps vitré* placé dans la cavité comprise entre le cristallin et la rétine est une masse gélatineuse transparente enfermée dans une membrane nommée *membrane hyaloïde* (du grec *hualos*, verre fondu). Des fibres de cette membrane s'attachent à la capsule cristallinienne, au pourtour de son équateur, pour lui servir de ligament suspenseur. (Voir plus haut.)

IV. — APPAREIL DE PERCEPTION ET DE TRANSMISSION

L'appareil de perception des images visuelles et de leur transmission se compose : 1° de la *rétine,* qui reçoit et emmagasine les images; 2° des *nerfs optiques* et des *bandelettes optiques,* qui rattachent la rétine au cerveau et lui transmettent les impressions visuelles.

La *rétine* (*fig.* 7), membrane nerveuse qui double tout le fond de l'œil, est l'épanouissement des fibres du nerf optique.

Cette membrane, qui a 1/2 millimètre d'épaisseur en arrière, va en s'amincissant à mesure qu'on se rapproche de l'iris. Elle contient plusieurs couches de cellules et de fibres superposées. La plus importante de ces couches est formée de cellules ayant la forme de bâtonnets et de cônes, et c'est là que se peignent les impressions visuelles grâce à une substance particulière appelée *rouge rétinien* ou *pourpre visuel,* substance sécrétée par une autre couche de cellules fortement pigmentées en noir qui sépare la rétine de la choroïde. Cette couche pigmentaire constitue également le *fond* de la chambre noire oculaire. La partie la plus sensible de la rétine se trouve à l'extrémité de l'axe antéro-postérieur de l'œil et se nomme la *tache jaune* ou *macula lutea* (*fig.* 8); elle occupe une surface de 1 millimètre 1/2 de haut sur 2 à 3 de large et présente une légère dépression : *fossette centrale*. A ce niveau la rétine ne présente que des cônes, tandis que dans le reste de son étendue les cônes sont mélangés de bâtonnets dans des proportions régulières. Ces cônes sont donc l'organe essentiel de la perception visuelle; ils sont très nombreux et très serrés dans la fossette centrale, où ils atteignent le nombre de 2 000 environ.

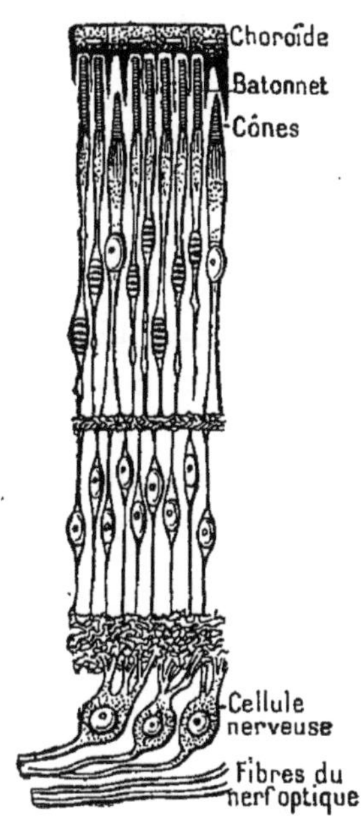

Fig. 7. — Rétine : Couches superposées de cellules nerveuses.

La rétine est parcourue par des vaisseaux, artères et veines, qui sont vus à nu dans l'examen du fond de l'œil à l'ophtalmoscope; dans certaines circonstances, un observateur peut distinguer la circulation de son propre œil (*vision entoptique*).

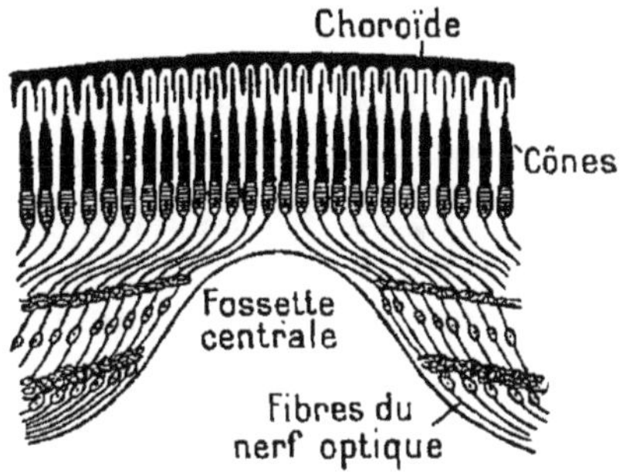

Fig. 8. — Fossette centrale de la tache jaune.

Le point d'entrée du nerf optique dans la rétine, et qui est aussi celui où pénètrent les vaisseaux, forme un disque arrondi ou légèrement ovoïde qui s'appelle la *papille* (*fig.* 9). Ce disque est insensible à la lumière, étant dépourvu de cônes et de bâtonnets. En fermant un œil on trouve facilement, en le cherchant, un point où un petit objet, le bout du doigt, par exemple, ne sera plus perçu : c'est ce qu'on appelle la *tache aveugle de Mariotte.*

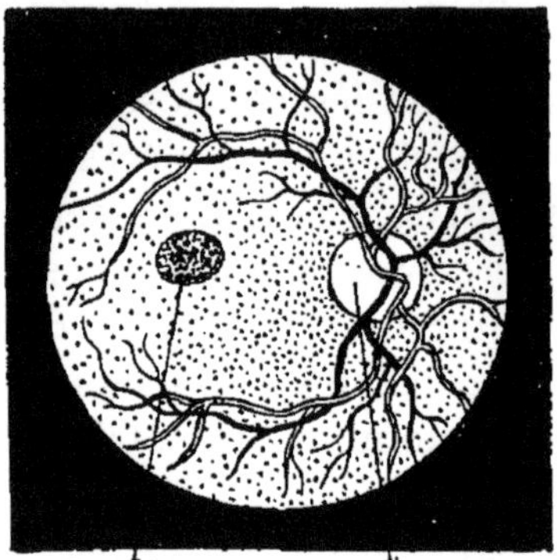

Tache jaune Papille optique

Fig. 9. — Fond de l'œil, vu à l'ophtalmoscope, montrant la papille et la tache jaune.

Le ***nerf optique*** après sa sortie du globe traverse le fond de l'orbite et passe dans la cavité du crâne par le trou optique. Arrivé en ce point il s'entre-croise avec le nerf optique du côté opposé, formant le *chiasma,* puis se rend au cerveau sous la forme de prolongements appelés *bandelettes optiques.* L'aboutissement extrême des fibres des nerfs optiques est la partie des circonvolutions du cerveau qui se trouve à la face interne du lobe occipital. C'est là qu'est placé le *centre de la vision.*

V. — MUSCLES MOTEURS DE L'ŒIL

Six muscles striés, muscles obéissant à la volonté, ou bien automatiquement à l'effort visuel coordonné des deux yeux, tournent l'œil du côté où il est nécessaire qu'il se place pour recevoir les rayons lumineux venant de l'objet visé par le regard (*fig.* 10). Quatre de ces muscles proviennent du fond de l'orbite, ce sont les muscles droits *supérieur, inférieur, externe* et *interne*, et vont

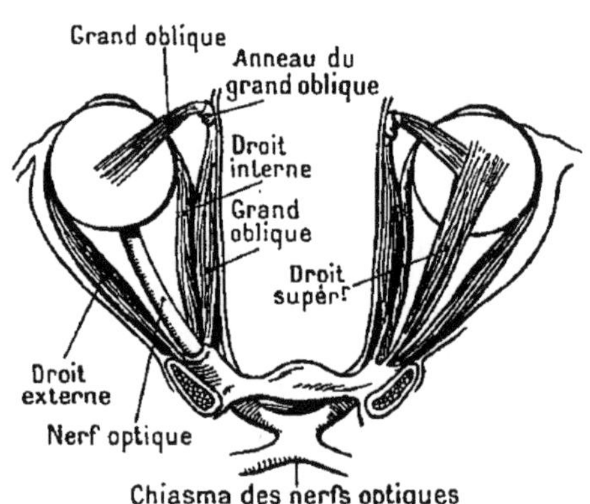

Fig. 10. — Nerf optique et muscles de l'œil.

s'insérer à la partie antérieure de la sclérotique et à une petite distance de la cornée; leur contraction dirige l'œil en haut, en bas, en dehors et en dedans. Le *grand oblique* s'insère également en arrière, mais s'attache au globe de l'œil après réflexion sur une poulie osseuse faisant saillie sur la paroi interne de l'orbite. Ce muscle attire l'œil en bas et en dehors; c'est lui qui agit lorsque le regard se porte en bas dans la douleur, d'où le nom de *nerf pathétique* donné au nerf qui l'innerve. Le *petit oblique*, très court, s'attache à la partie interne de l'orbite et à la partie postérieure et externe du globe; il porte l'œil en haut et en dedans.

VI. — APPAREIL LACRYMAL

L'appareil lacrymal (*fig.* 11) se compose : 1° des *glandes lacrymales* préposées à la sécrétion des larmes ; 2° des *voies lacrymales,* système de canaux destinés à évacuer le trop-plein des larmes et à les conduire dans l'intérieur du nez. La fonction des larmes est de lubrifier la surface de l'œil, de maintenir celle-ci humide et brillante et de favoriser le jeu des paupières.

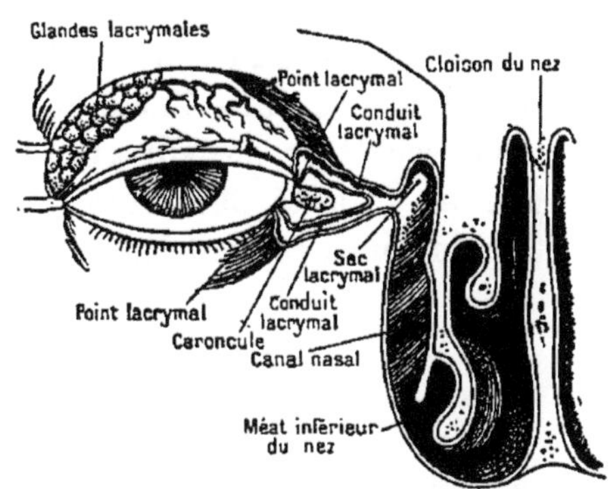

Fig. 11. — Appareil lacrymal.

1° Les *glandes lacrymales* sont au nombre de deux : une glande *principale,* logée dans l'intérieur de l'orbite, à l'angle externe de cette cavité; une glande *accessoire,* située au fond du cul-de-sac supérieur de la conjonctive et dans sa partie externe. Cette glande accessoire est beaucoup moins importante comme volume et comme rendement que la première. Le liquide des larmes est assez exactement de l'eau salée. Cette eau est amenée assez pure dans la cavité conjonctivale de l'œil ; elle en sort chargée des poussières, débris de mucus et autres détritus provenant du dehors. Le rôle des larmes est donc non seulement de lubrifier la surface de l'œil, mais aussi de le nettoyer ; les paupières agissent ici à la façon d'un balai.

2° Les *voies lacrymales* reçoivent la portion des larmes qui a balayé l'œil et qui ne s'est pas évaporée au cours de son passage. Ces larmes, conduites par les paupières, arrivent à l'angle interne des paupières, dans le cul-de-sac appelé *lac lacrymal*. En ce point, chaque paupière présente une petite saillie, le *tubercule lacrymal*, percé d'un orifice ; le *point lacrymal*, ouverture d'un tube ; le *conduit lacrymal*, qui, après un trajet légèrement oblique, va s'unir à l'autre pour former le *sac lacrymal*, lequel loge exactement à l'angle interne de l'œil, sous la peau. Le sac lacrymal s'ouvre largement en bas dans un conduit vertical, le *canal nasal*, qui porte les larmes dans le *méat inférieur* des fosses nasales.

Les larmes sont attirées dans les fosses nasales par l'aspiration que produit la respiration et avec une plus grande force encore dans l'acte de se moucher. Quand les larmes sont sécrétées en trop grande abondance pour pouvoir passer en totalité par leurs voies naturelles, elles s'écoulent sur la joue ; ce sont les *pleurs*.

VII. — RÉFRACTION DE L'ŒIL

L'œil humain est un véritable instrument d'optique, et, au point de vue *dioptrique**, un système complexe centré, constitué d'avant en arrière par la cornée, l'humeur aqueuse et surtout le cristallin, qui est l'organe principal de la réfraction de l'œil. Pour qu'un objet soit vu nettement il faut qu'il se forme en *foyer* sur la rétine.

(*) Les mots marqués d'un astérisque sont expliqués dans un index lexique à la fin de l'ouvrage.

Dans un œil à l'*état de repos* les rayons lumineux venant d'au moins 5 mètres (distance assimilable à l'infini) pénètrent à travers la cornée, passent par la pupille, de là sont

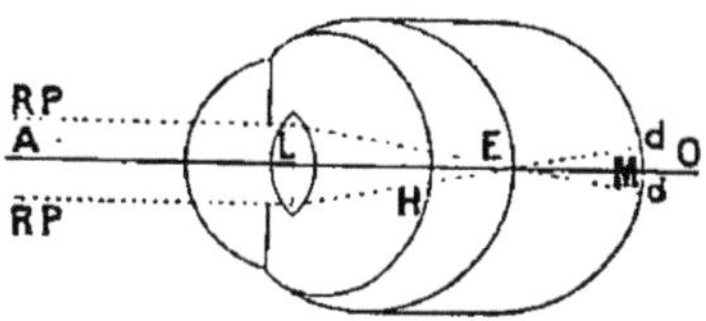

Fig. 12. — Réfraction oculaire.

A O. Axe optique ; L. Lentille-cristallin ; RP. Rayons parallèles ; E. Œil emmétrope à foyer sur la rétine ; H. Œil hypermétrope à foyer en arrière de la rétine ; M. Œil myope à foyer en avant de la rétine ; d, d. Rayons divergents à partir du foyer.

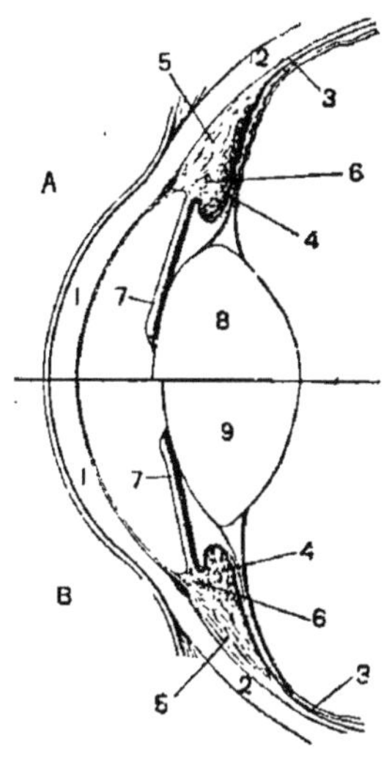

Fig. 13. — Accommodation.

A (moitié supérieure de la figure). Vision des objets rapprochés. B (moitié inférieure). Vision des objets éloignés. 1. Cornée; 2. Sclérotique; 3. Choroïde; 4. Procès ciliaire; 5. Fibres longitudinales du muscle ciliaire; 6. Fibres orbiculaires de ce muscle; 7. Iris; 8, 9. Cristallin (8, sa coupe dans la vision des objets rapprochés; le muscle ciliaire est contracté, le cristallin bombé; 9, sa coupe dans la vision des objets éloignés : muscle ciliaire relâché, cristallin aplati).

réfractés (*fig.* 12) par le cristallin et vont converger vers un *foyer unique* qui est *sur* la rétine si l'œil est normal ou *emmétrope* (du grec *en*, en, et *metron*, mesure), *en avant* d'elle s'il est *myope*, *en arrière* s'il est *hypermétrope*. La conséquence de ce fait est que, dans la myopie et l'hypermétropie, les rayons réfractés ne sont plus représentés sur la rétine par un point unique, mais par un cercle diffus, *image de diffusion*. Heureusement le cristallin, qui joue le rôle de l'objectif, a la supériorité sur les appareils d'optique de pouvoir, par un changement de courbure de ses faces (*accommodation*) [*fig.* 13], dû à la contraction ou au relâchement du muscle ciliaire, s'adapter, s'accommoder pour la vision à diverses distances.

Ce pouvoir d'accommodation contre-balance et annule pendant un certain temps et jusqu'à un certain degré l'hypermétropie, mais non la myopie ; c'est ce qui explique que les myopes ne peuvent se passer de verres correcteurs pour voir net, alors que les hypermétropes peuvent y suppléer tant qu'ils sont jeunes. En effet, le pouvoir accommodatif diminue avec l'âge, et, lorsque la lecture à la distance normale (0^{m},30 à 0^{m},40) n'est plus possible avec un œil antérieurement normal, on dit qu'il y a *presbytie.*

Une insuffisance d'accommodation peut se voir accidentellement, en cas de faiblesse générale, chez les jeunes filles anémiques, chez les convalescents ; elle provoque des troubles visuels qu'on corrige avec des verres, comme la presbytie ; c'est l'*asthénopie accommodative.*

Astigmatisme. — A côté des troubles de réfraction principaux, la myopie et l'hypermétropie, existe un état très particulier et extraordinairement fréquent, l'*astigmatisme* (du grec *a* privatif, et de *stigmê* point) [*fig.* 14], ce qui veut dire que nulle part il ne se forme un foyer véritable des objets extérieurs, ni en avant de la rétine comme dans la myopie, ni en arrière comme dans l'hypermétropie. Chez les astigmates les différentes courbures du cristallin, mais surtout de la cornée, sont dissemblables entre elles. Par suite, il se forme un foyer spécial pour chaque méridien principal et il en existe deux pour chaque œil ; l'œil astigmate est un œil à méridiens inégaux ou irréguliers. Dans l'astigmatisme, le cristallin intervient encore, dans des contractions partielles, pour en réaliser la correction ; c'est ce qui fait que

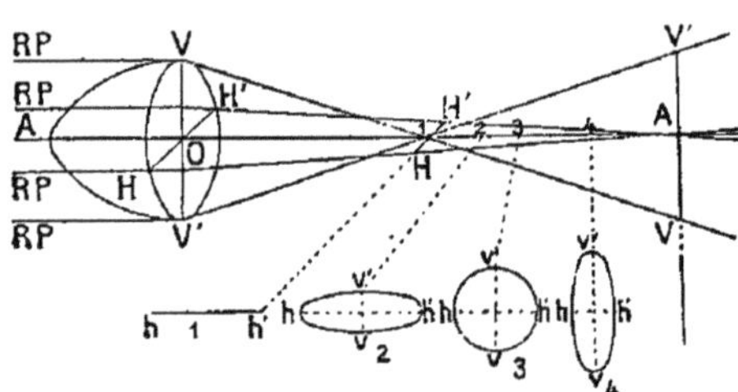

Fig. 14. — Astigmatisme. Coupe du faisceau lumineux réfracté par un œil astigmatique en divers points de son axe.

RP. Rayons parallèles ; V, V'. Méridien vertical plus réfringent ; H, H'. Méridien horizontal moins réfringent et lignes focales correspondantes ; 1, 2, 3, 4. Images données par un point d'un objet.

l'astigmatisme, même fort, peut rester longtemps méconnu, surtout chez les sujets jeunes. En général cependant ces contractions irrégulières du cristallin sont une source de fatigue et l'astigmatisme se révèle plus tôt que l'hypermétropie.

En tout cas, il importe de savoir que ces divers états de l'œil, myopie, hypermétropie, astigmatisme, ne peuvent être comptés comme des *maladies*. Ce sont simplement des troubles de réfraction (*amétropies*), c'est-à-dire des variétés dans la construction optique de l'organe. Ces états comportent un traitement hygiénique et surtout une correction optique par des verres.

VIII. — VERRES CORRECTEURS

Pour déterminer la réfraction, on place devant les yeux, dans des lunettes spéciales, une série de verres correspondant au genre d'amétropie à laquelle on a affaire, et dont la réfraction est de plus en plus forte. On arrive ainsi à déterminer le verre avec lequel le myope, l'hypermétrope ou l'astigmate peut lire les plus fines lettres de l'échelle d'acuité visuelle et qui est le verre *correcteur* exact.

On appelle *dioptrie* la valeur réfringente d'une lentille ayant 1 mètre de *distance focale;* un verre de 1 dioptrie a son foyer à 1 mètre et un verre de 2 dioptries son foyer à 1/2 mètre. La force réfringente des verres de lunettes est, on le voit, inverse de leur distance focale, plus grande à mesure que celle-ci devient plus courte. On compte actuellement les verres en dioptries et leur force augmente en même temps que leur numéro, de telle sorte que le verre de 10 dioptries est deux fois plus fort qu'un verre de 5 dioptries, etc. Cette numération rationnelle et basée sur le système métrique a remplacé l'ancienne numération en pouces, mais celle-ci est encore en usage chez certains opticiens et presque uniquement connue dans le public, bien que la réforme remonte à 1875. Dans l'ancien système, le verre était d'autant plus fort que son numéro était faible.

Variétés de verres. — Les verres *plans* (*fig.* 15) ont leurs faces parallèles; ils sont à surface plane ou courbe, et alors on les dénomme verres *coquilles*. Ces verres sont neutres, c'est-à-dire sans effet dioptrique; on les emploie fumés ou avec des teintes diverses : bleue, bleu ardoisé, jaune, jaune fumé, etc.

Les verres *sphériques* (*fig.* 16) sont *convexes* ou *concaves* et

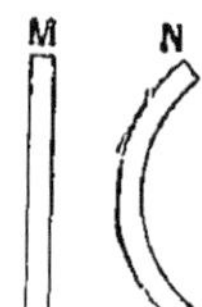

Fig. 15.
Verres plans.
M. Ordinaire;
N. Coquille.

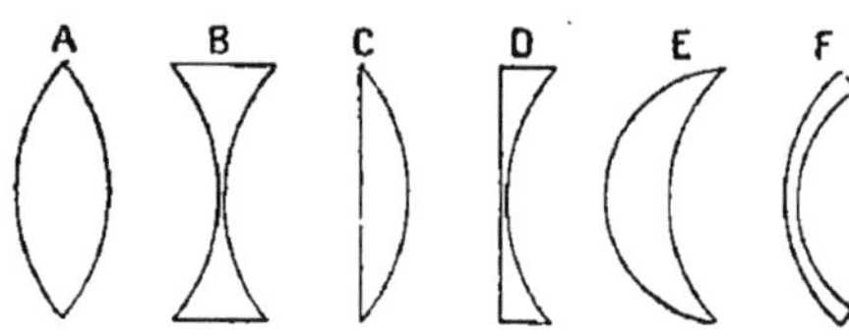

Fig. 16. — Verres sphériques.
A. Biconvexe; B. Biconcave; C. Plan-convexe; D. Plan-concave; E. Périscopique-convexe; F. Périscopique-concave.

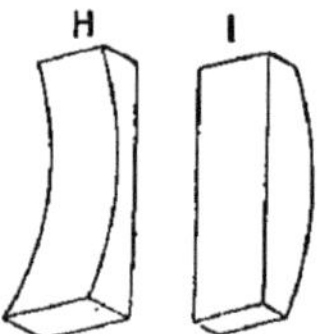

Fig. 17. — Verres cylindriques.
H. Concave.
I. Convexe.

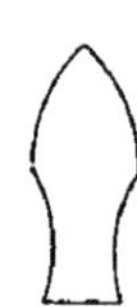

Fig. 18.
Verre Franklin.
Convexe en haut, concave en bas.

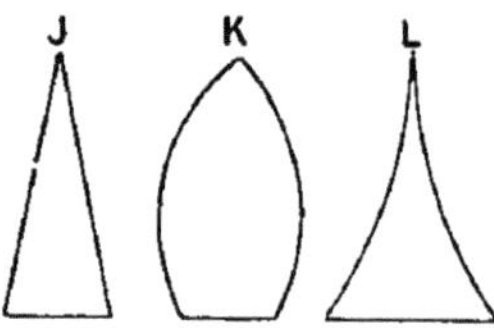

Fig. 19.
Verres prismatiques.
J. Simple; K. Convexe; L. Concave.

biconvexes ou biconcaves, c'est-à-dire convexes ou concaves des deux côtés; plan-convexes ou plan-concaves; *périscopiques*, c'est-à-dire ayant deux courbures, l'une plus forte ou plus faible que l'autre et formant un ménisque convexe ou concave. Les verres convexes sont destinés aux hypermétropes et aux presbytes; ils grossissent les objets. Les concaves sont destinés aux myopes, ils rapetissent un peu les objets.

Les verres *cylindriques* (*fig.* 17) taillés sur un cylindre parallèlement à l'axe sont, d'un côté concaves ou convexes, et de l'autre plans; ils servent à corriger l'astigmatisme.

Les verres *sphéro-cylindriques* dits *combinés* sont sphériques d'un côté et cylindriques de l'autre; on les emploie dans le cas, habituel d'ailleurs, où l'astigmatisme est associé à la myopie ou à l'hypermétropie. Les verres *toriques* sont des verres sphéro-cylindriques périscopiques. Les verres *à la Chamblant* sont une association de deux verres cylindriques croisés. Les verres *Franklin* (*fig.* 18) servent à corriger avec un même verre la vue pour voir de loin et la vue pour voir de près; on emploie dans le même but les verres à *double foyer*.

Les verres *prismatiques* (*fig.* 19) peuvent être combinés avec les précédents; ils servent à corriger un défaut de la convergence des yeux.

Qualités des verres. — Les verres doivent être très transparents, sans défauts, sans bulles, parfaitement polis; les matières employées dans leur fabrication sont le verre de vitre ou mieux de glace, le crown-glass qui est à base de potasse, le flint-glass qui est à base de plomb, et le cristal de roche. Les verres dits « isométropes » sont des verres très transparents à base de baryte. En général les verres de lunettes sont faits en verre de glace et leur transparence est parfaite quand ils sont bien travaillés et que la matière est de qualité supérieure.

Le cristal de roche ne présente qu'un avantage, c'est de n'absorber que faiblement l'humidité de l'air et de ne pas se ternir de buée. Comme à côté de cet avantage les verres en cristal de roche ont quelques inconvénients (prix élevé, incertitude d'une bonne taille dans l'axe), il est préférable de les réserver aux seuls pays chauds à climat humide.

Montures. — Les verres se montent en *lunettes*, *lorgnons* ou *pince-nez*, *faces-à-main*, *monocles*.

Ce qui importe essentiellement avec ces divers appareils, c'est que les verres correcteurs soient exactement centrés, c'est-à-dire que le milieu du verre corresponde à la direction du regard, à l'axe de la pupille. Pour que les verres soient bien exécutés, l'opticien devra donc connaître la distance ou l'écartement des yeux, et la hauteur du nez; il devra veiller à ce que le plan du verre ne se place pas trop obliquement par rapport aux yeux.

1° *Lunettes* (*fig.* 20). Les *ponts* qui s'appuient sur le nez représentent la partie essentielle des lunettes et peuvent affecter diverses formes (*fig.* 21). Les préférables sont les ponts en selle et ceux dits *chinois*, un peu larges; la forme en X est réservée aux grands nez ou aux lunettes à renversement quand un seul œil est utilisé pour la vision (verres différents de chaque côté).

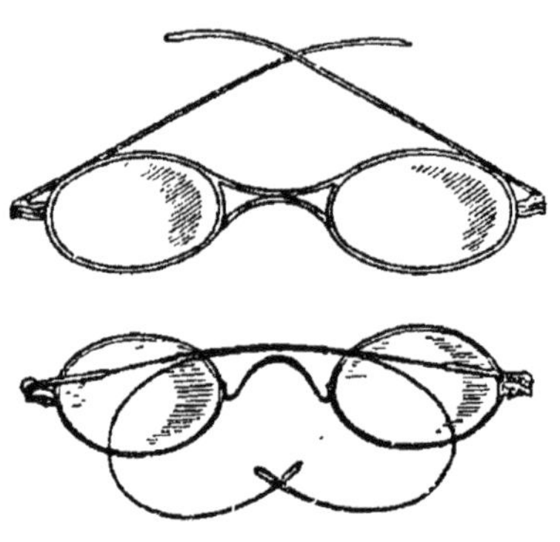

Fig. 20. — Lunettes :
1, à branches droites; 2, à branches courbes.

Des dispositions spéciales (*fig.* 22, 1, 2, 3) protègent les travailleurs contre la trop forte lumière (soudure électrique), la chaleur (verriers), ou les éclats de pierre ou d'acier (casseurs de pierre). Les automobilistes, tout au moins ceux qui font de la vitesse, sont

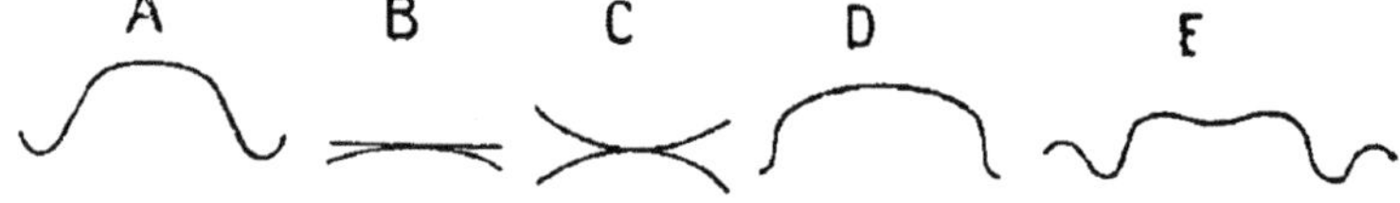

Fig. 21. — Ponts :
A, en selle; B, en *K;* C, en *X;* D, E, ponts chinois.

obligés de porter des lunettes (*fig.* 22, 4) entourées de peau ou de drap, de façon à préserver leurs yeux contre les irritations dues à la poussière soulevée par le vent. Le point essentiel de ces lunettes est que l'accès de l'air sous les verres soit assuré par un fin treillis de toile métallique ou de gaze de soie placé latéralement, treillis permettant à l'air d'entrer tout en retenant la poussière.

2° *Lorgnon* ou *pince-nez.* Ils se maintiennent sur le nez par pression et grâce à un ressort latéral.

La monture dite « américaine » (*fig.* 23) s'adapte tellement bien au nez, surtout faite sur mesure, que le lorgnon possède une fixité presque égale à celle des lunettes. Cette monture comporte parfaitement l'emploi de verres cylindriques et ceux-ci, d'ailleurs, ne nécessitent nullement une monture spéciale.

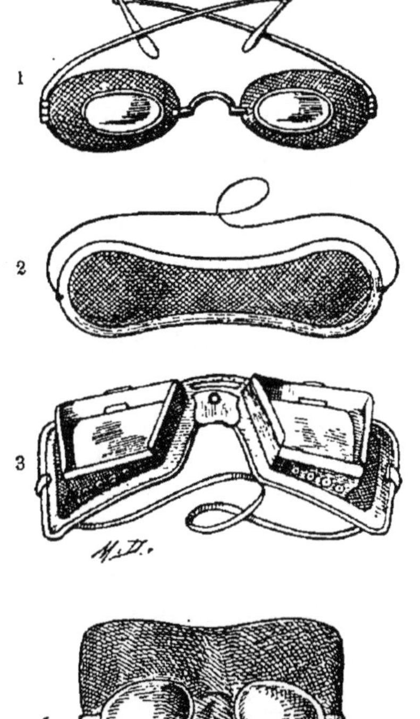

Fig. 22. — Lunettes spéciales : 1, de corroyeur ; 2, de casseur de pierre ; 3, de forgeron ; 4, d'automobiliste.

3° *Face-à-main.* Les verres ainsi montés ne peuvent servir que pour une lecture courte, ou une fixation de loin de peu de durée (spectacles, musées, etc.).

4° *Monocle.* Le monocle est maintenu par la contraction musculaire de l'arcade sourcilière. Cet instrument ne devrait servir qu'aux personnes ayant perdu l'usage d'un œil ; en fait, c'est un appareil usité par les élégants qui sacrifient la vision d'un œil à une mode ou emploient un verre plan sans effet optique.

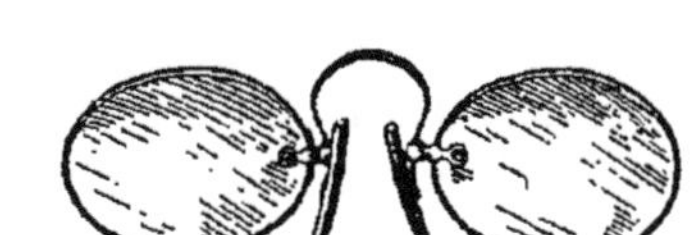
Fig. 23. — Lorgnon (monture américaine).

Verres teintés. — La mode intervient aussi pour le choix des verres teintés employés contre le soleil ou la vive lumière artificielle.

C'est ainsi qu'actuellement, après une communication de Motais à l'Académie de médecine, elle a conduit à adopter des verres jaunes qui ne sont pas très différents de ceux qu'avait préconisés Fieuzal il y a une vingtaine d'années.

Parmi les verres teintés, les plus employés sont encore les *fumés* de diverses teintes, dont l'usage se restreint surtout aux cas où l'œil est malade, ou lorsqu'il vient de subir une opération. Ces verres ont l'inconvénient d'assombrir le paysage et de le rendre triste.

Les verres *jaunes* (Motais) ou *jaunes fumés* (Fieuzal) sont en effet très bons, car ils ont le double avantage d'enlever aux rayons du soleil ou à la lumière vive ce qu'ils ont de fatigant pour la rétine, tout en n'assombrissant pas le paysage extérieur.

Le même résultat peut être obtenu avec des verres bleus légèrement fumés, dits *ardoisés*, qui sont excellents et d'un effet plus gracieux que les verres jaunes. Avec un verre ardoisé n° 2 le soleil est bien supporté et le paysage garde un aspect absolument naturel.

IX. — ACUITÉ VISUELLE

L'acuité visuelle est la principale des qualités de l'œil, c'est la force ou la capacité de distinguer les objets et d'en apprécier les formes.

Les troubles de la réfraction d'une part (myopie, hypermétropie, astigmatisme), les lésions ou maladies de l'œil d'autre part (taies de la cornée, lésions des membranes du fond de l'œil ou du nerf optique) sont autant de facteurs capables de modifier l'acuité visuelle et de faire voir des images troubles. L'âge par lui-même est capable également de diminuer l'acuité visuelle.

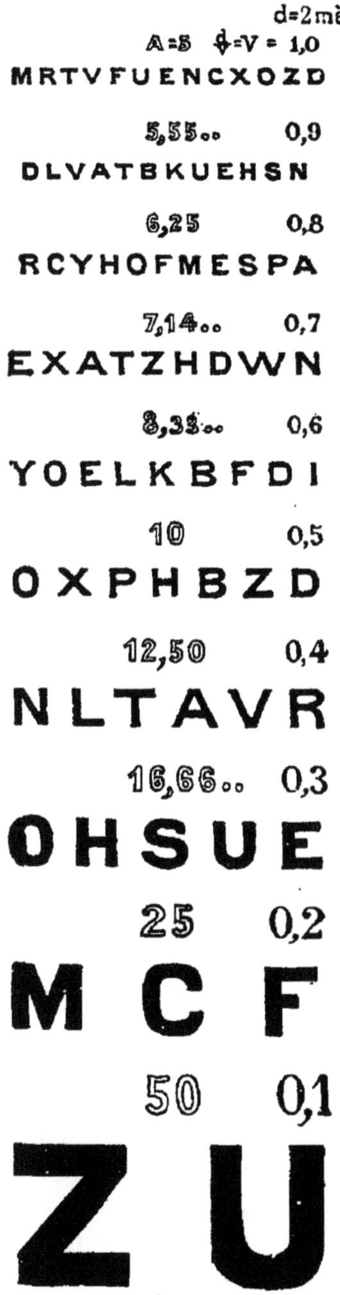

d=2 mètres

A=5 $\frac{d}{D}$=V = 1,0

MRTVFUENCXOZD

5,55.. 0,9

DLVATBKUEHSN

6,25 0,8

RCYHOFMESPA

7,14.. 0,7

EXATZHDWN

8,33.. 0,6

YOELKBFDI

10 0,5

OXPHBZD

12,50 0,4

NLTAVR

16,66.. 0,3

OHSUE

25 0,2

MCF

50 0,1

ZU

Fig. 24. — Échelle de Monnoyer.
(Réduction pour la vue à 2 mètres.)

La détermination de l'acuité visuelle se fait par une méthode très simple. Une *échelle* de lettres, de dimensions décroissantes, par exemple l'échelle optométrique de Monnoyer (*fig.* 24), dans laquelle l'acuité visuelle est exprimée en fractions décimales, est collée sur un carton et accrochée au mur à hauteur d'homme, recevant un éclairage aussi *constant* que possible.

Il existe divers types d'échelles visuelles, mais ce qui importe le plus, c'est que l'éclairage demeure constant d'une observation à une autre; cette condition est réalisée au mieux par l'éclairage artificiel; aussi beaucoup d'optotypes sont-ils placés sur un fond lumineux.

Le sujet à examiner est placé devant le tableau des *optotypes* à une distance de *cinq mètres* qui est assimilable à l'infini dans l'espèce. Si à cette distance de 5 mètres il lit toute la série des lignes du tableau, son acuité visuelle est normale ou = 1. S'il ne peut lire qu'une partie des lignes, c'est que son acuité est inférieure à la normale. Dans ce cas le degré de son acuité est évalué par la fraction décimale inscrite à la suite des caractères les plus petits qu'il a été en état de lire. Ainsi si le sujet ne peut lire au delà de la cinquième ligne du tableau, il possède une acuité réduite à 0,5 ou 1/2 de la normale.

Ce très simple examen devrait être fait par les professeurs et les instituteurs au début des années scolaires. Il permettrait d'appeler l'attention des parents sur l'utilité d'une visite à un oculiste, de façon à prendre immédiatement les mesures nécessaires. Enfin il servirait au maître à déterminer rationnellement la place des élèves dans la classe, en rapprochant le plus possible du tableau noir ceux dont l'acuité visuelle est défectueuse.

La principale précaution à prendre en recherchant l'acuité visuelle est de boucher soigneusement l'œil non examiné pour que la vision de celui-ci ne vienne pas fausser le résultat. Beaucoup de personnes croient avoir une vision égale et bonne aux deux yeux qui n'ont jamais fait la simple expérience de rechercher la qualité respective de leur vision en fermant tantôt un œil, tantôt l'autre.

Lorsque l'acuité visuelle d'un sujet est défectueuse, deux cas peuvent se présenter : 1° Ou bien le fait tient à des troubles de réfraction, et il faut chercher à y remédier avec des verres. Lorsqu'on est arrivé à déterminer le verre convexe ou concave, ou cylindrique, qui ramène l'acuité visuelle à la normale, c'est-à-dire qui permet de lire l'échelle entière des lettres, on aura trouvé à la fois le verre correcteur du trouble de réfraction ou *amétropie* et le degré de celle-ci, myopie, hypermétropie ou astigmatisme. Ceci n'est pas absolu, car la correction intégrale par les verres n'est pas toujours possible, en cas d'astigmatisme surtout.

On peut reconnaître aussi la nature du trouble visuel d'un sujet, et s'il s'agit d'une amétropie en se servant du *trou sténopéique,* c'est-à-dire en faisant regarder le sujet à travers un trou d'épingle percé dans une carte. Si la vision s'améliore par le trou sténopéique, c'est qu'il s'agit d'un trouble de réfraction (myopie, hypermétropie ou astigmatisme) et non d'une maladie organique de l'œil.

2° Si la diminution de l'acuité visuelle ne tient pas à un trouble de réfraction, elle résulte alors d'une maladie, d'une lésion de l'œil qu'il faut déterminer et qu'on recherchera, soit par l'examen direct ou avec une loupe et une lampe placée latéralement, soit au moyen de l'appareil appelé ophtalmoscope.

L'*ophtalmoscope*, instrument primordial de l'art de l'oculiste, se compose essentiellement d'un miroir concave de verre étamé destiné à projeter dans l'œil examiné et sur sa rétine la lumière d'une lampe placée sur le côté. Le fond de l'œil ainsi éclairé apparaît lumineux à l'observateur qui le regarde à travers un trou placé au centre du miroir, et l'image lumineuse de ce fond d'œil est reçue par l'observateur qui la fait converger dans son propre œil et la rend nette au moyen d'une loupe tenue de la main gauche. Cette loupe sert à la mise au point de l'image du fond de l'œil examiné.

L'examen ophtalmoscopique se fait à la chambre noire; il permet de voir avec la plus grande netteté tous les détails du fond de l'œil examiné, les vaisseaux rétiniens, l'entrée du nerf optique, la macula, etc.

L'oculiste voit ainsi à nu tous les détails anatomiques qui sont d'ordinaire cachés dans l'intérieur des tissus ou sous la peau dans les autres organes.

L'examen des fonctions visuelles comporte encore la *périmétrie* ou examen du *champ visuel*, l'examen de la *vision des couleurs* et de son altération ou *dyschromatopsie* (dont le *daltonisme* n'est qu'une modalité), l'étude de la *diplopie* ou vision double. Ces recherches sont trop spéciales pour être exposées ici; elles nécessitent en général une instrumentation assez compliquée.

MALADIES DE L'ŒIL THÉRAPEUTIQUE ET HYGIÈNE

Il nous paraît pratique de décrire les maladies de l'œil en les envisageant à chaque période de la vie humaine. Pour la connaissance de l'hygiène surtout, cette division est utile et rationnelle.

Certaines maladies pourront ainsi se présenter plusieurs fois au lecteur, mais ces répétitions ne seront pas inutiles, car si la même affection se retrouve aux différents âges de l'homme, elle y apparaît d'ordinaire avec des caractères distincts pour chacun d'eux.

Nous prendrons donc, pour étudier les maladies oculaires, l'homme dès le premier instant de sa naissance, nous le suivrons dans son enfance, à l'école, dans l'âge adulte et enfin dans sa vieillesse.

Chaque tête de chapitre correspondra, soit dans l'ordre pathologique, soit dans l'ordre anatomique, à un point particulièrement important de la pathologie oculaire des différents âges.

I. — AFFECTIONS ET HYGIÈNE OCULAIRES DU NOUVEAU-NÉ

Prophylaxie et traitement de l'ophtalmie purulente. — Au moment où naît l'enfant, l'attention de l'accoucheur doit immédiatement se porter sur les yeux du nouveau-né. En effet, il est indispensable de pratiquer la désinfection des cavités oculaires pour éviter l'*ophtalmie des nouveau-nés*, surtout si la mère a présenté des signes de blennorrhagie* (écoulement tachant le linge et douleurs pendant l'écoulement des urines). Cette désinfection prophylactique ou précautionnelle doit être accomplie si promptement qu'il est recommandé de l'exécuter *avant la section du cordon.*

Sans déranger l'enfant de sa position entre les jambes de la mère, on essuiera donc ses yeux avec une boulette d'ouate hydrophile pour enlever le méconium* et l'enduit gras; on lavera légèrement les paupières avec de l'eau boriquée ou simplement bouillie, puis on introduira entre ses paupières, soit quelques gouttes d'une solution de nitrate d'argent à 2 pour 100 suivant la méthode classique de Crédé, soit un peu de poudre fine d'iodoforme.

Malgré cette prophylaxie*, mais, bien entendu, surtout dans les cas où elle n'a pas été mise en pratique, on voit encore trop souvent se développer l'ophtalmie des nouveau-nés, la *blennorrhea neo-natorum.* Elle s'annonce par une rougeur du bord palpébral*, accompagnée de la sécrétion d'un liquide clair, citrin, jaune plus ou moins foncé; en deux jours les paupières deviennent gonflées, œdémateuses; la conjonctive, rouge, violacée et tendue, sécrète un pus épais et généralement très abondant.

L'ophtalmie des nouveau-nés est une affection très redoutable, le fait est certain, mais une erreur commune et considérable consiste à croire qu'elle est toujours grave. Les moyens de traitement très énergiques qui sont de mise lorsque le cas est sérieux causent, en effet, les plus grands dégâts lorsque la maladie est bénigne, ce qui est la règle, en somme, dans plus de la moitié des cas.

Tout au début, *avant que la suppuration ne soit établie*, il est contre-indiqué d'employer les caustiques. De simples lavages à l'eau boriquée, ou des instillations* d'une solution de formol à 1 pour 500 suffisent; une irrigation avec la solution de permanganate de potasse à 1/5000 ou de chaux à 1/3000 agit bien, pourvu que l'irrigation ne soit pas répétée trop souvent dans les vingt-quatre heures.

On ne devra pas oublier que plus de la moitié des ophtalmies du nouveau-né sont bénignes et susceptibles de guérir par de simples lavages, mais que si ces ophtalmies légères sont bénignes par elles-mêmes, elles sont, par contre, capables de s'exaspérer par le fait de remèdes trop irritants. Sous l'action d'un collyre* au nitrate d'argent trop fort, ou faible même mais trop souvent employé, sous celle d'irrigations au permanganate réitérées, on voit les yeux s'altérer rapidement, surtout chez les enfants chétifs, prématurés, en état de déchéance vitale.

Ajoutons que parmi les liquides de lavage il faut se garder, chez le nouveau-né, de solutions mercuriques et surtout du sublimé. Le sublimé est pernicieux pour la conjonctive des très jeunes enfants.

En résumé, et pour revenir à la technique de la thérapeutique de l'ophtalmie, au début, avant la suppuration, ne pas entamer les grands moyens, se borner à des lavages antiseptiques réitérés deux ou trois fois par jour; dans une bonne proportion des cas, l'affection n'ira pas plus loin, ou bien il s'établira un léger catarrhe* qui disparaîtra vite au moyen de quelques instillations d'un collyre au sulfate de zinc à 1 pour 100. Si cependant la sécrétion devient abondante et vraiment purulente, c'est qu'il s'agit d'une ophtalmie véritable et il devient alors nécessaire d'agir.

Deux fois par vingt-quatre heures les paupières seront retournées l'une après l'autre, et la muqueuse touchée avec un pinceau volumineux trempé dans une solution de nitrate d'argent à 2 ou 3 pour 100 suivant l'abondance de la suppuration et le gonflement de la muqueuse. Jamais les cautérisations ou instillations de nitrate d'argent ne devront être plus multipliées. Aussitôt après la cautérisation, neutralisation à l'eau salée saturée. Dans l'intervalle des cautérisations et toutes les deux ou trois heures au début, seront pratiquées des irrigations antiseptiques, mais sans effet irritant. Pour cette raison on écartera les solutions de permanganate. Si le gonflement des paupières est considérable, on emploiera, comme liquide de lavage, une solution de naphtol à 1/5000 dont j'ai montré les bons effets il y a quelques années (*Bull. de la Soc. d'opht. de Paris*, 1888); si la suppuration domine par son abondance, on donnera la préférence à la solution thébaïsée recommandée par Tarnier : eau stérilisée 1 litre, extrait thébaïque 0,10 centigr., qui correspond à une forte infusion de têtes de pavots. Ces irrigations seront avantageusement employées à une température assez élevée, à 35° et 40° C.

Au bout de quelques jours et si la suppuration diminue d'intensité, on abaissera le taux de la solution de nitrate

Fig. 25. — Canule de Kalt.

d'argent à 2 pour 100 et à 1 pour 100. Pour cette dernière solution, il est inutile d'employer la neutralisation à l'eau salée.

Pour éviter la manœuvre spéciale de la cautérisation suivie de neutralisation à l'eau salée, Kalt préconise les irrigations répétées deux fois par jour avec une solution de permanganate de potasse à 1/5000 ou de chaux à 1/3000. Il emploie à cet usage un petit laveur très ingénieux qui tient tout seul entre les paupières (*fig.* 25). Le réservoir doit être placé à 20 centimètres environ au-dessus de la tête de l'enfant, afin d'éviter que le jet ne coule avec une trop grande force.

Au cours de ce traitement, il importe de surveiller avec soin la muqueuse conjonctivale et la cornée. Dès que, le lendemain d'une cautérisation ou d'une irrigation, on apercevra, à la surface de la muqueuse, une petite couenne blanchâtre ou grisâtre dénotant que l'escarre* produite par la cautérisation antérieure ne s'est pas encore détachée, on cessera de remettre du caustique jusqu'à la réapparition du pus.

A la période ultime de la maladie, quand la conjonctive devient villeuse*, granuleuse, et que la sécrétion prend une marche chronique, on emploiera des attouchements pratiqués avec le cristal d'alun ou de sulfate de cuivre (pierre divine). La maladie peut durer de trois à six semaines.

Les complications de l'ophtalmie purulente du côté de la cornée sont assez fréquentes et presque toujours graves. C'est une ulcération qui progresse vite et aboutit rapidement à la perforation, puis à la destruction de la membrane. Parfois on voit s'échapper d'entre les paupières un petit corps rond et transparent : c'est le cristallin qui tombe hors de l'œil après la perforation. L'œil est alors définitivement perdu.

En dehors de ces conséquences graves de la perforation et de la destruction de la cornée, l'ulcération de cette membrane laisse après elle des opacités plus ou moins épaisses et plus ou moins étendues de la cornée. Le traitement de ces *taies* sera fait au chapitre des Maladies de l'enfant, car on ne peut s'en occuper dans les premières années de la vie.

Lorsque, au cours de l'ophtalmie purulente, surviennent ces accidents du côté de la cornée, on cessera les applications de nitrate d'argent ou de permanganate et l'on ajoutera aux irrigations antiseptiques chaudes ordinaires l'instillation de quelques gouttes d'un collyre au bleu de méthylène à 1/200, puis l'application, avec un petit pinceau passé entre les paupières, d'une pommade à l'iodoforme à 5 pour 100. Les yeux seront ensuite recouverts d'une légère compresse de ouate sèche, maintenue par un simple ruban, sans adjonction de taffetas gommé.

La cause de l'ophtalmie vraie et surtout de l'ophtalmie grave des nouveau-nés est la présence d'un microbe, le gonocoque, dans la sécrétion vaginale de la mère. C'est en somme une conjonctivite blennorrhagique, d'où le nom de *blennorrhea neo-natorum* qui lui a été donné.

Cette forme d'ophtalmie débute toujours dans les premiers jours de la naissance, du deuxième au septième jour.

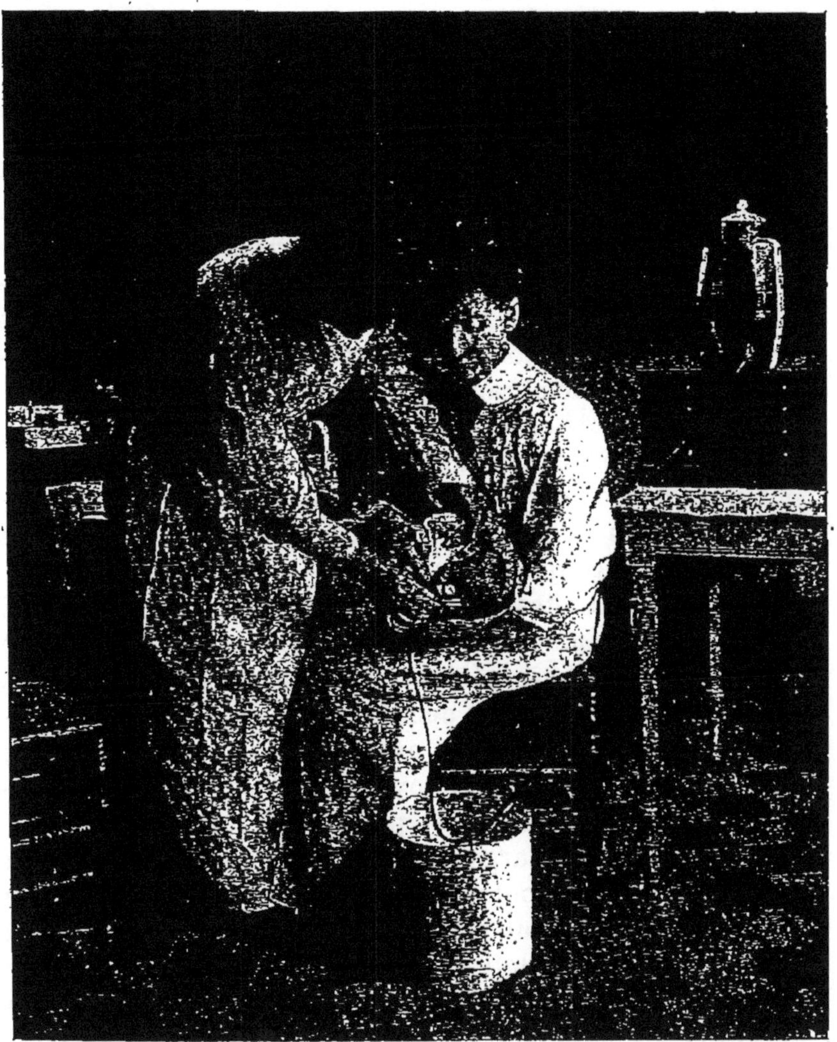

Fig. 26. — Irrigation de l'œil.

Lorsque l'enfant présente une conjonctivite après cette période, il ne s'agit plus en général de blennorrhée, mais d'une forme moins grave et due à des microbes divers. Par exemple, on la voit survenir lorsque l'œil de l'enfant a été souillé par l'eau de son bain. Ces conjonctivites légères guérissent avec de simples lavages et des instillations d'un collyre au sulfate de zinc ou de nitrate d'argent faible à 1 pour 100.

Conjonctivites à fausses membranes. — Outre l'ophtalmie purulente ordinaire, les nouveau-nés sont parfois affectés de conjonctivites simples catarrhales ou de conjonctivites dans lesquelles la muqueuse apparaît recouverte d'exsudats adhérents, couennes blanchâtres ou grisâtres et avec une suppuration modérée ou nulle. Ces conjonctivites pseudo-membraneuses ne sont pas toutes diphtéritiques ; à côté de celles que cause le bacille de la diphtérie, il s'en trouve un bon nombre qui sont dues à des associations microbiennes variables, dans lesquelles se rencontrent tous les microbes susceptibles de donner lieu à des catarrhes conjonctivaux.

Ces conjonctivites, si diverses dans leur origine, ont, par contre, un point commun, le traitement local, qui sera celui de l'ophtalmie bénigne. C'est dans ces formes qu'il pourrait être indiqué, au début, quand la conjonctivite présente la forme catarrhale avec du muco-pus, mais sans fausses membranes, d'employer à la place du nitrate d'argent un de ses succédanés, protargol ou argyrol.

Le protargol et l'argyrol sont vantés comme n'étant pas d'une application douloureuse; mais l'inconvénient de leur emploi est qu'il faut renouveler un grand nombre de fois par jour leur instillation. Ainsi pour deux cautérisations faites quotidiennement dans une ophtalmie grave, avec du nitrate d'argent à 2 ou 3 pour 100, il faudra instiller toutes les deux heures, toutes les heures, voire toutes les demi-heures, la solution d'argyrol à 20 ou 40 pour 100. Puis le nitrate d'argent est certainement plus fidèle. Nous abandonnons donc systématiquement l'argyrol ou le protargol dans les ophtalmies purulentes graves avec forte sécrétion et gonflement marqué des paupières et nous réservons ces succédanés aux formes plus simples; alors nous conseillons quotidiennement deux, trois ou quatre instillations d'une solution d'argyrol à 10, 20 ou 40 pour 100.

Toutefois dès le moment qu'il existe une manifestation pseudo-membraneuse, on devra supprimer tous les caustiques, surtout le nitrate d'argent et même le permanganate de potasse. On se bornera alors à des irrigations très chaudes, à 40° ou 45°, d'une solution boriquée, ou mieux de la solution thébaïsée indiquée plus haut, puis on appliquera la pommade à l'iodoforme. Si la cornée est prise, on aura recours aux instillations de bleu de méthylène. Ce traitement local suffira si la cause de l'infection est indéterminée; s'il s'agit du bacille diphtérique, il faudra, bien entendu, mettre énergiquement en action le traitement spécifique par les injections de sérum antidiphtérique. L'action du sérum de Marmorek, si la conjonctivite est due au streptocoque*, est moins démontrée.

Affections lacrymales. — Les nouveau-nés sont sujets aux affections lacrymales plus qu'on ne le pense. La *dacryocystite* ou suppuration du sac lacrymal se manifeste ordinairement vers le dixième jour de la naissance ou un peu plus tard par un léger catarrhe de la conjonctive ; les yeux sont collés le matin. En même temps que l'écoulement muco-purulent, les parents reconnaissent souvent l'existence d'un larmoiement abondant qui peut mettre sur la voie du diagnostic. Toutefois, assez souvent aussi, le larmoiement est peu marqué, si bien que c'est l'échec du traitement dirigé contre la conjonctivite, la persistance d'une suppuration que ne modifie pas le traitement rationnel, qui dirige l'attention du côté des voies lacrymales. Une pression ascendante exercée sur la région du sac à l'angle interne de l'œil fait sourdre par les points lacrymaux, et parfois en abondance, un pus ordinairement assez liquide et bien lié, très jaune.

Il est assez rare que chez le nouveau-né la dacryocystite, prenant une allure phlegmoneuse, se termine par une ouverture spontanée en dehors et la formation d'une fistule.

Ces dacryocystites des nouveau-nés, pour la plupart des cas, sont dues à un retard ou à un défaut dans l'ouverture du bout inférieur du canal nasal, à son abouchement dans les fosses nasales. Quand il s'agit d'un simple retard dans cette ouverture, l'affection guérit seule, aidée d'un traitement qui consiste en instillations biquotidiennes d'un collyre au sulfate de zinc ou de nitrate d'argent à 1/200 pour modifier le catarrhe conjonctival, et en pressions répétées sur la région du sac pour obtenir la désobstruction des voies nasales inférieures. Si l'obstruction est permanente, le traitement médical ne pourra suffire ; il faut en venir à débrider le point lacrymal et à passer une sonde pour déboucher l'orifice inférieur du canal. Cette petite opération n'offre pas de difficultés et s'applique à plus forte raison aux cas où le larmoiement est dû, comme chez l'adulte, à des rétrécissements du canal; ce qui existe aussi, quoique assez rarement, chez l'enfant nouveau-né.

Affections congénitales. — En dehors des conjonctivites et de ces formes catarrhales de dacryocystite, le nouveau-né n'offre guère d'affections inflammatoires primitives qui vaillent d'être mentionnées ici, où ne peuvent être traitées que les affections les plus communes ; les kératites, les blépharites ne se voient qu'à un âge plus avancé.

Ce qu'il faut examiner avec soin chez l'enfant tout jeune, c'est s'il existe certaines affections congénitales et en particulier la *cataracte,* surtout si les parents de l'enfant présentent des lésions de ce genre. Les malformations congénitales des paupières et même de l'iris, *colobomes* (fentes de l'iris), *ptosis* (chute et immobilité de la paupière supérieure), sont immédiatement et facilement reconnues, et d'ailleurs le traitement n'a guère à intervenir, sinon pour le ptosis, et plus tard; mais pour la cataracte il importe que le diagnostic soit promptement établi. L'existence de la cataracte se découvre d'ordinaire assez facilement si on examine les yeux obliquement en les éclairant avec la loupe, parce que les cataractes des enfants sont molles et

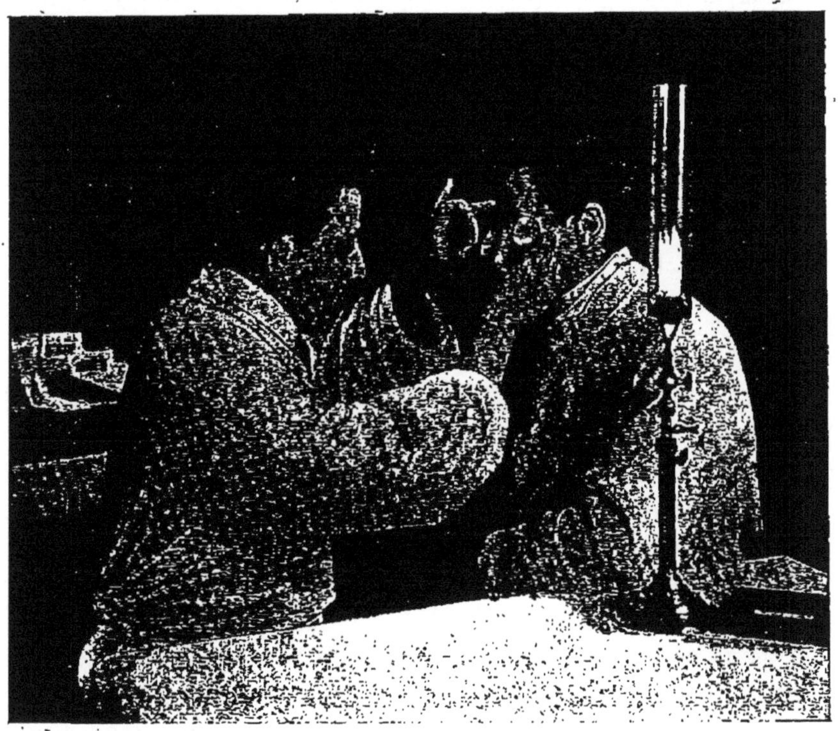

Fig. 27. — Examen de l'œil à l'éclairage latéral.

d'une teinte assez blanche; il est nécessaire, pour compléter le diagnostic, de reconnaître si l'opacification du cristallin est complète ou limitée au noyau, et enfin si l'iris est libre ou adhérent, ce qui serait l'indice alors de l'existence d'une iridochoroïdite* intra-utérine et entraînerait un pronostic assez sombre. L'instillation d'un collyre à l'atropine permet de vérifier, en un quart d'heure, ces deux points importants. L'existence de la cataracte une fois démontrée, il restera à fixer le moment de l'opération, qui consistera en une extraction ou en une simple iridectomie* selon que l'opacification sera complète ou partielle. On attendra utilement, pour intervenir, au moins l'âge de six mois, qui est l'époque à laquelle les enfants cherchent réellement à fixer les objets qui les entourent ; d'ailleurs il sera toujours préférable de reculer de quelques années le moment de l'opération, car les interventions sur les yeux des très jeunes enfants, qu'il s'agisse de cataractes où de taies de la cornée, sont toujours contrariées par leur indocilité naturelle.

II. — AFFECTIONS OCULAIRES CHEZ L'ENFANT

Chez les sujets de la seconde enfance, les conjonctivites purulentes n'ont plus l'intensité ni la gravité des ophtalmies du nouveau-né. Ce sont de simples catarrhes conjonctivaux plutôt que des conjonctivites purulentes la plupart du temps, et le type de ces affections est la conjonctivite que j'ai appelée « scolaire » à cause de son ordinaire origine dans la fréquentation de l'école. Elles s'observent souvent chez les enfants.

Mais ce qui se voit avec une bien plus grande fréquence et qui est la maladie vraiment caractéristique de cet âge compris entre trois et douze ans, c'est l'*ophtalmie phlycténulaire**, qui comprend la *conjonctivite* et la *kératite phlycténulaires* ainsi que la *blépharite ulcéreuse* des scrofuleux. Ces lésions sont du même ordre que l'impétigo cutané ; aussi le peuple les dénomme-t-il des gourmes ; on peut dire, sans exagération, que près des neuf dixièmes des enfants qui se présentent aux consultations hospitalières en sont atteints.

Ophtalmie phlycténulaire. Blépharo-conjonctivite. — La phlyctène ou pustule, qui constitue la lésion type de cette maladie, se présente avec les caractères suivants : sur la conjonctive, c'est une petite élevure rouge et conique d'abord, dont le sommet s'ouvre rapidement en cratère, pour donner l'apparence d'une petite ulcération grisâtre, à bords peu saillants. Les phlyctènes conjonctivales (*fig.* 28) guérissent toujours sans laisser de traces. Sur la cornée, la phlyctène apparaît comme une petite nodosité grise, demi-transparente, qui ressemble à une bulle d'herpès (*fig.* 29). La bulle s'ulcère, donnant lieu à une petite perte de substance arrondie et peu profonde qui guérit sans compli-

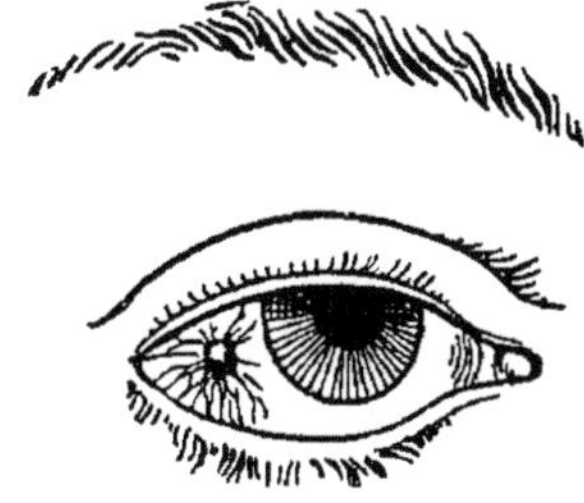

Fig. 28. — Phlyctène conjonctivale.

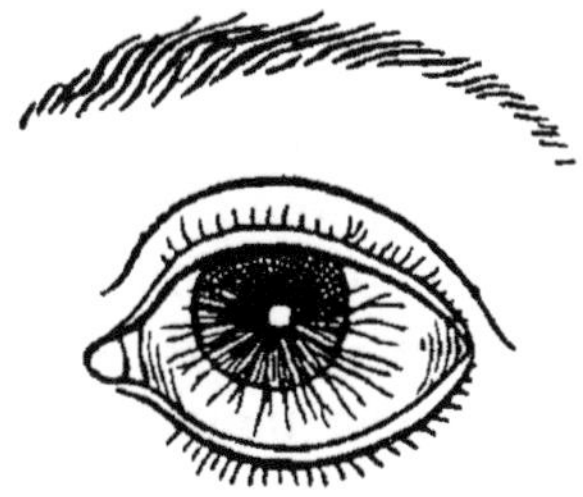

Fig. 29. — Phlyctène de la cornée.

cations et sans laisser de traces, si l'affection est prise au début et soignée convenablement.

Telles sont les lésions types et simples de l'ophtalmie phlycténulaire, mais ces manifestations morbides se présentent avec des degrés très variables de gravité suivant qu'elles sont isolées ou espacées, uniques ou multipliées, enfin qu'elles ont été soignées ou négligées, ce qui est le cas le plus fréquent.

La conjonctivite phlycténulaire simple n'est jamais grave, quel que soit le nombre des phlyctènes*; celui-ci n'est d'ailleurs jamais considérable. L'affection est seulement marquée par une rougeur plus ou moins vive de la muqueuse et par une sécrétion muco-purulente, parfois abondante, qui peut faire croire à une conjonctivite catarrhale.

La cornée est rarement prise seule, à moins qu'il ne

s'agisse que d'une phlyctène isolée. La forme morbide la plus commune est la *kérato-conjonctivite phlycténulaire,* où l'on trouve des phlyctènes sur la cornée et au limbe scléro-cornéen. La gravité de cette variété de l'ophtalmie phlycténulaire se tire moins du nombre même des pustules que de la tendance que peuvent avoir les lésions cornéennes à augmenter d'étendue en surface et en profondeur.

Ainsi parfois l'ulcération se propage dans les couches superficielles de la cornée et devient serpigineuse ou serpentine; en même temps, des vaisseaux venus du limbe envahissent l'ulcération et en suivent le parcours (*kératite en bandelettes*). Cet ulcère reste toujours superficiel.

D'autres fois, avant ou sans que la pustule ne s'ulcère, il se forme une infiltration en profondeur des lames de la cornée par des globules de pus et il s'établit une tache, grisâtre d'abord, puis jaunâtre, qui représente un abcès de la cornée. Cet abcès peut tendre à s'ouvrir dans la profondeur, en même temps qu'à s'ulcérer à l'extérieur, et quand il fuse en dedans, on voit apparaître, dans la chambre intérieure, du pus (*hypopyon*) qui va se loger dans les parties déclives de la cavité. Outre l'éventualité d'une hernie ou d'une adhérence de l'iris, qui sont les deux résultantes d'une perforation de ce genre, ces abcès se terminent par l'établissement d'une taie indélébile, toutes les fois qu'il y a eu ulcération extérieure.

Une troisième complication de la kérato-conjonctivite phlycténulaire est le *pannus,* qui consiste dans une *prolifération* des vaisseaux,* plus ou moins étendue ou superficielle à la place de l'épithélium cornéen. La cornée apparaît striée de fins vaisseaux à l'éclairage oblique d'une loupe.

La kérato-conjonctivite phlycténulaire, dans ses formes graves, est très souvent associée à une inflammation des paupières, ou *blépharite glandulo-ciliaire,* qui constitue le troisième terme de la triade comprise sous le nom d'ophtalmie phlycténulaire.

Dans sa forme modérée ou isolée, la blépharite glandulo-ciliaire est caractérisée par une rougeur générale des bords des paupières qui sont également un peu gonflés. Les cils, accolés par petits bouquets sous forme de pinceaux raides, pénètrent par leur base dans des pustules encroûtées qui garnissent le sol ciliaire. Parfois ces croûtes deviennent si volumineuses qu'elles s'élèvent le long des cils en pyramides solides; il devient alors très difficile de les enlever. Si, par une friction douce ou avec une pince, on parvient à écarter ces croûtes, on voit apparaître le bord ciliaire exulcéré, avec de petites dépressions correspondant aux pustules et aux cils qui ont été arrachés.

Les lésions de la blépharite et de la kérato-conjonctivite phlycténulaire s'associent et se rencontrent au maximum chez les enfants abandonnés à eux-mêmes et mal tenus de la classe la plus misérable de la société. On voit alors ces enfants se présenter dans un état lamentable, le visage rempli de plaques ou d'ulcérations impétigineuses, les narines envahies de croûtes ou suintantes, les oreilles également garnies d'impétigo* et la lèvre supérieure hypertrophiée suivant ce qui s'observe chez les scrofuleux. Ces enfants contractent leurs paupières par un *spasme* violent, et défendent, en outre, leurs yeux de la lumière avec leurs deux mains. Il en résulte que ce qui leur reste de peau intacte sur le visage est d'ordinaire humide de larmes et maculé, par leurs mains, de traînées noirâtres. Si, malgré leur défense, on réussit à visiter et à ouvrir leurs yeux (et on n'y réussit qu'en renversant ces enfants et en maintenant leur tête prise entre les genoux), on voit les quatre paupières entièrement bordées de croûtes épaisses, laissant filtrer sur leurs bords un écoulement séro-purulent mêlé de larmes; ces croûtes, en s'enlevant, arrachent les cils et laissent à leur place un bord palpébral déchiqueté et saignant. Pour peu que cette situation se prolonge, le bord des paupières subit une déformation cicatricielle qui entraîne une déviation permanente de tout ou partie de la rangée des cils, qui s'enroulent vers l'œil; c'est ainsi que s'établissent l'*entropion* et le *trichiasis.*

Du côté de l'intérieur de l'œil, l'écartement forcé des paupières amène à constater l'existence de lésions pustuleuses variables de la conjonctive et de la cornée suivant les modalités que nous avons énumérées plus haut. Il est exceptionnel pourtant que la conjonctive soit seule prise dans ces états graves: la cornée est toujours atteinte plus ou moins profondément.

Les enfants atteints d'ophtalmie phlycténulaire présentent très souvent, avons-nous dit, des éruptions *impétigineuses* à la face ou au cuir chevelu; plus souvent encore il existe de l'écoulement des narines. Il est à remarquer que, quand la maladie est limitée à un seul œil, il est constant de voir l'écoulement nasal n'exister que de ce côté. Toutes ces constatations ont conduit un grand nombre d'auteurs à admettre que la *phlyctène* était moins l'expression d'un état général, la scrofule, que le résultat d'une infection locale de même nature que l'impétigo. En tout cas, la mauvaise hygiène, la malpropreté, les poux du cuir chevelu notamment, favorisent singulièrement l'évolution des lésions.

Premiers soins. — Et, par déduction, il suffit déjà de tenir l'enfant propre pour modifier considérablement la gravité des symptômes morbides*. Que de fois n'avons-nous pas vu des enfants admis dans nos salles et dont l'état se transformait en deux jours, avant qu'on eût commencé à instituer un traitement médicamenteux, parce que, durant ce laps de temps, on leur avait lavé le visage et les mains, rogné les ongles, coupé les cheveux et nettoyé la tête, et enfin qu'on leur avait donné du linge blanc! Ces divers soins de propreté sont donc nécessaires ici. Pour améliorer l'état général, on administrera aux enfants de l'huile de foie de morue ou des préparations iodurées, et on conseillera l'usage des bains salés chauds. Le séjour à la mer ou à la campagne serait excellent.

Traitement local. — Le traitement local est simple parce qu'il est unique dans tous les cas, qu'ils soient légers ou graves. Il consistera à laver à l'eau boriquée tiède ou simplement à l'eau bouillie les yeux malades et à introduire deux fois par jour, entre les paupières, une certaine quantité de pommade à l'oxyde jaune d'hydrargyre à 1, 2, à 5 pour 100 de vaseline. S'il s'agit de blépharite seule, on peut employer cette pommade à une plus forte dose pour garnir le bord des paupières, et aller jusqu'à 1 gramme. ou même 2 grammes pour 20 de vaseline. Avant l'application de cette pommade, on débarrassera les bords palpébraux de leurs croûtes, soit par une friction un peu rude avec du coton imbibé d'acide borique, soit même en les enlevant avec une pince. Il sera bon toutefois, avant d'agir ainsi mécaniquement pour l'ablation de ces croûtes, de les ramollir par l'application d'un cataplasme de fécule.

Il est important de veiller à ce que la pommade jaune soit bien exécutée par le pharmacien, car lorsqu'il y a un défaut de préparation, ce qui est fréquent, la pommade est douloureuse et irritante. Il faut que le précipité jaune soit fraîchement préparé et débarrassé par lavage de ses impuretés acides. Voici une bonne formule :

Vaseline neutre ou lanoline	10 gr.
Oxyde jaune d'hydrargyre fraîchement précipité et lavé . . . . . . 0 gr. 25 à	0 gr. 50

Cette pommade doit être broyée longuement pour être rendue bien homogène.

S'il n'existe pas de lésions cornéennes, on se bornera à l'emploi de la pommade jaune, qui constitue le fond du traitement de l'ophtalmie phlycténulaire dans toutes ses modalités; si la cornée est atteinte, on ajoutera l'instillation, une fois par jour, d'un collyre à l'atropine à 1 pour 100.

Le pansement de cès enfants, instillation du collyre et application de la pommade, est ordinairement très difficile, car ils résistent à l'ouverture des paupières à cause du jour qu'ils ne peuvent supporter. Constamment des parents avouent ne pouvoir venir à bout de panser leurs enfants. Pour y arriver, et c'est alors très facile, il faut s'employer à trois personnes en maintenant l'enfant comme on le voit à la gravure (*fig.* 30).

Une recommandation importante est de ne pas laisser emprisonner les yeux des enfants sous un bandeau quelconque, l'occlusion augmentant fâcheusement la sécrétion conjonctivale. Pour obvier à la photophobie ou peur de la lumière, on prescrira le port de lunettes fumées, même chez les sujets très jeunes.

Les lésions de voisinage recevront les soins qu'elles comportent; l'écoulement nasal, en particulier, sera traité par des applications boriquées.

La contracture des paupières, le *blépharospasme*, est parfois si intense qu'elle exige un traitement spécial. On fera chaque matin, à l'enfant, à l'aide d'un irrigateur chargé d'eau froide, une douche forte, glacée, sur ses paupières fermées. On pourra essayer aussi de frictionner les paupières avec l'onguent napolitain belladoné. Enfin, si ces moyens échouent, il faut en venir à exécuter la dilatation forcée de la fente palpébrale au moyen d'un écarteur à ressort laissé en place pendant dix à quinze minutes chaque jour.

Conjonctivite catarrhale. — Cette forme de conjonctivite naît épidémiquement dans certains milieux et surtout à l'école, frappant des enfants de quatre à dix ans le plus souvent; elle mérite véritablement le nom de «conjonctivite scolaire». Cette inflammation conjonctivale, très contagieuse, à marche rapide et atteignant les deux yeux, est causée par un microorganisme spécial, le bacille de Weeks.

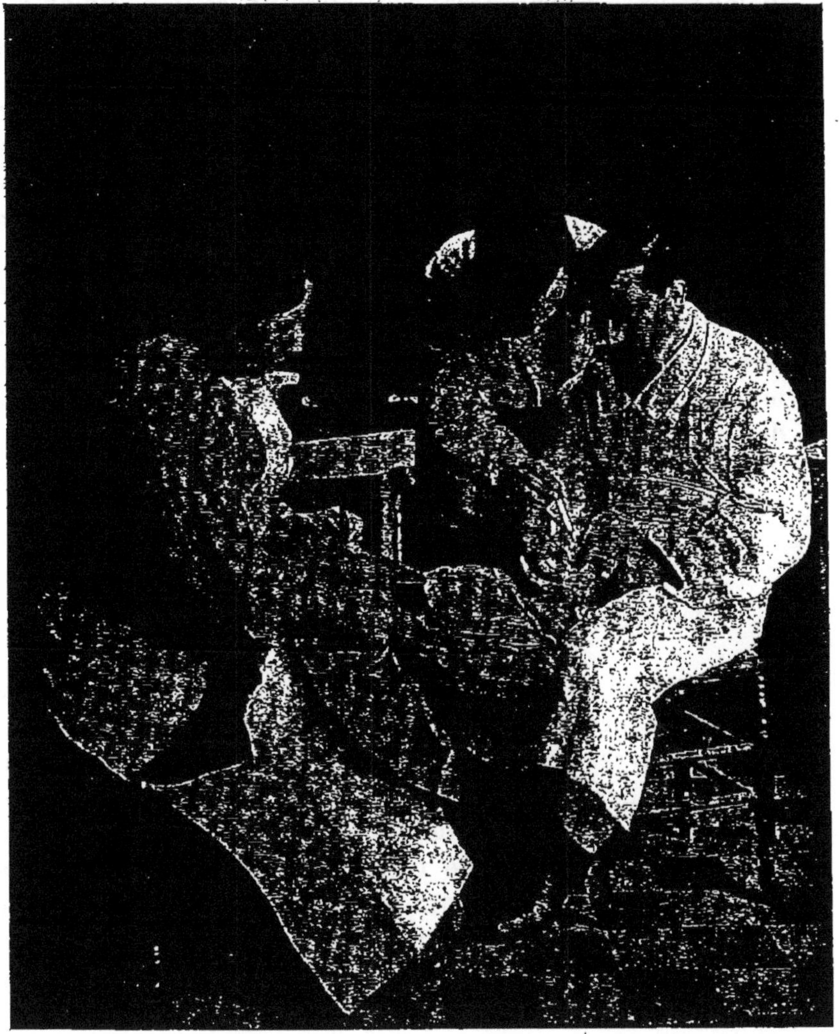

Fig. 30. — Position à donner à un enfant pour les pansements : instillations, introduction de pommades, etc.

La conjonctivite catarrhale aiguë se caractérise par une rougeur vermillon de la conjonctive bulbaire et par une turgescence* modérée de la conjonctive palpébrale; en même temps, les paupières sont agglutinées le matin au réveil, un peu gonflées aussi, et on trouve, dans le cul-de-sac, des filaments jaunâtres de muco-pus.

Le muco-pus* dans le cul-de-sac inférieur des paupières est l'élément principal du diagnostic. On n'observe rien de pareil dans l'ophtalmie phlycténulaire décrite précédemment, qui ne sécrète que des larmes, à moins qu'à cette forme morbide ne se surajoute un élément infectieux.

Au point de vue du traitement, d'ailleurs, le fait importe peu; dès le moment où l'affection se présente comme un catarrhe conjonctival, avec une couleur rouge vermillon de la muqueuse et du pus en amas ou en filaments dans les culs-de-sac, la thérapeutique devra être celle-ci : lavages fréquents avec la solution boriquée et instillations, matin et soir, du collyre suivant :

Eau distillée	10 gr.
Nitrate d'argent	0 gr. 10
Laudanum.	X gouttes.

On peut ici substituer, si l'affection est légère, au nitrate d'argent le protargol ou l'argyrol, qui ne sont pas douloureux : collyres au protargol à 1/20 ou à l'argyrol à 1/10 qui seront instillés trois à quatre fois par jour jusqu'à guérison.

S'il s'agit d'une ophtalmie phlycténulaire avec infection catarrhale surajoutée, le traitement substitutif n'en sera pas moins de mise; au bout de quelques jours, le catarrhe étant disparu, on se trouvera en présence des seules formations phlycténulaires, qui seront traitées par l'application habituelle de la pommade jaune.

Conjonctivite exanthématique. — Il faut faire une exception cependant, au point de vue de la thérapeutique du catarrhe conjonctival, pour les conjonctivites qui succèdent aux fièvres éruptives et notamment à la rougeole. Ici, bien qu'il existe un catarrhe abondant et une apparence d'infection conjonctivale, le traitement substitutif ou caustique ne convient pas. Les instillations de nitrate d'argent, de sulfate de zinc même, sont défavorables.

Cette ophtalmie post-rubéolique, tout en ayant les caractères extérieurs d'une conjonctivite purulente, doit, en effet, être rapprochée étroitement de l'ophtalmie phlycténulaire des scrofuleux. Le traitement sera conforme à ces données et consistera, outre des lavages, en l'application de pommades au précipité jaune.

Lésions cornéennes consécutives aux ophtalmies. — Les altérations de la cornée, plus importantes et plus fréquentes, peuvent se présenter sous trois aspects différents :

1° Sous forme de *taies* (*leucomes*), qui se rencontrent aussi bien à la suite des ophtalmies purulentes qu'après des poussées de kératite phlycténulaire ou d'ophtalmie scrofuleuse.

2° Le *staphylome opaque,* qui résulte principalement de l'ophtalmie purulente des nouveau-nés. Ici la cornée, plus profondément altérée, dans un point seul, ou sur toute son étendue, a cédé à l'effort de la pression oculaire et a subi une déformation, une poussée en avant.

3° L'*atrophie du globe,* qui est la lésion extrême et qui succède à la fonte purulente de la cornée dans sa totalité. On la voit dans les ophtalmies purulentes ou diphtéritiques; elle est possible, quoique rare, dans les ophtalmies scrofuleuses négligées et très graves.

Les *taies de la cornée* sont l'accident le plus commun qui s'observe à la suite des ophtalmies. Le trouble visuel dépend plus de la dimension de la taie que de son opacité. Des opacités très légères, à peine visibles, mais étendues, causent un trouble plus marqué qu'un leucome épais, complètement opaque, mais limité à un point de la cornée.

Traitement. — Le but du traitement est de réveiller dans la cornée une irritation substitutive, destinée à hâter ou à faciliter la résorption des exsudats* cornéens. On comprend donc que ce traitement ne pourra être commencé que lorsque l'irritation primitive infectieuse de l'œil aura entièrement pris fin; il faut que l'ophtalmie soit absolument terminée, que l'œil soit exempt de toute rougeur.

Le premier des moyens à employer est la douche de vapeur d'une durée de 20 minutes, ou les compresses bouillies chaudes, tenues sur l'œil pendant deux heures le matin et deux heures le soir. Ces douches se donnent avec un appareil spécial appelé : pulvérisateur de Lourenço (*fig.*30). Les compresses chaudes comprendront successivement l'application : d'un petit carré de linge fin, plié en plusieurs doubles, imbibé de la solution chaude, d'un morceau de flanelle par-dessus, de taffetas gommé recouvrant le tout et destiné à maintenir la compresse en état d'humidité chaude. A côté des compresses chaudes doit prendre place l'application des topiques substitutifs *. Celui qu'on emploiera de préférence est la pommade au précipité jaune, à la dose de 1 à 2 pour 100. La pommade sera introduite entre les paupières à l'aide d'un morceau de papier roulé ou d'un petit pinceau fin, et l'on en fera suivre l'application d'un massage de quelques minutes du globe de l'œil à travers les paupières

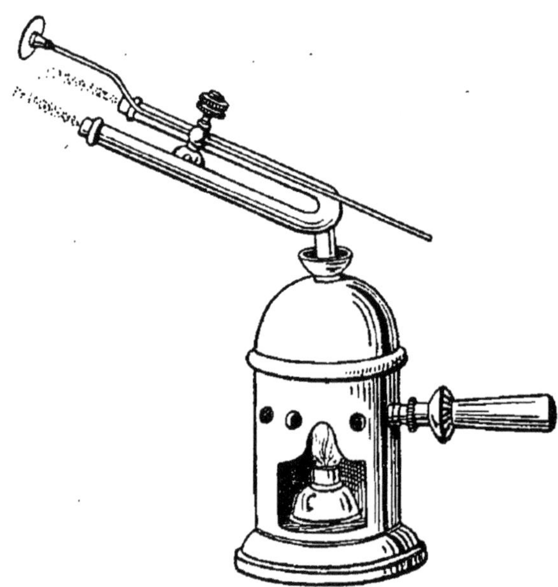

Fig. 31. — Appareil à douches de vapeur de Lourenço.

tenues fermées. L'application de la pommade jaune et des compresses chaudes sera poursuivie quotidiennement avec persévérance; il faut plusieurs mois pour éclaircir les taies de la cornée.

Au bout d'un certain temps, on peut remplacer la pommade jaune par le calomel en poudre et appliqué de la même façon.

On a employé dans le même but des préparations opiacées, le vin d'opium pur ou coupé d'eau. Le traitement connu de Follin se composait : le matin, de l'instillation d'une goutte de laudanum de Rousseau ; le soir, d'une goutte d'un collyre au sulfate de zinc :

Eau, 10 gr.; sulfate de zinc . . . . . 0 gr. 05

Enfin, lorsque les divers moyens que nous venons d'énumérer, employés depuis assez longtemps, ont échoué, et que la vision reste assez troublée pour empêcher l'œil atteint de servir à quelque chose, il reste, en certains cas, la ressource de l'*iridectomie optique*.

Quand une iridectomie optique a été faite, le patient demande souvent que la taie qu'il présente soit dissimulée par un tatouage. Cette opération est surtout indiquée dans les leucomes, qui sont très visibles avec leur couleur d'un blanc mat et éclatant.

Granulations. — La conjonctivite granuleuse vraie, le trachome, l'ophtalmie d'Égypte en somme, s'observe bien chez les enfants, mais avec une fréquence moindre que chez l'adolescent ou l'adulte ; nous étudierons cette maladie dans les chapitres ultérieurs. En revanche, il est une affection plus particulière à la seconde enfance, souvent confondue avec le trachome et aussi avec la conjonctivite phlycténulaire ; cette affection singulière est connue sous le nom de *catarrhe printanier* (*fig.* 32).

Ce nom est d'ailleurs mal forgé, car il n'existe jamais ici de sécrétion catarrhale et la maladie ne survient pas toujours à l'époque du printemps.

Cette affection, assez peu rare, atteint surtout les garçons et présente ce caractère très spécial de revenir chaque année à la même saison chaude (pas toujours le printemps), d'où le nom qui lui a été donné aussi de *conjonctivite saisonnière.* Les lésions se localisent en deux points : à la conjonctive du tarse supérieur et au pourtour de la cornée, mais ces deux ordres d'altérations ne coexistent pas toujours.

La conjonctive du tarse supérieur se montre garnie d'excroissances larges et aplaties qui figurent un pavage grossier et irrégulier, lequel simule les granulations trachomateuses ; ces excroissances sont dures et leur tissu crie sous le scalpel. Toute la région malade est recouverte d'un enduit blanc bleuâtre, opalin.

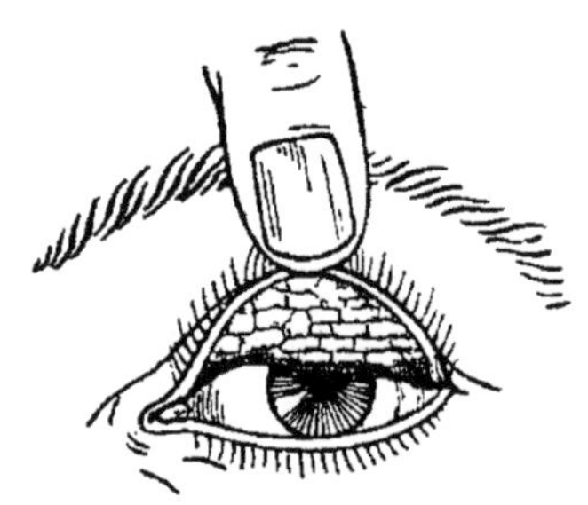

Fig. 32. — Conjonctivite printanière.

Le globe de l'œil tout entier prend une teinte jaune rosé et reste sensible à la lumière ainsi qu'au vent.

Au limbe on observe, surtout aux bords interne et externe de la cornée, de petites végétations pâles, épaisses, coriaces, d'une teinte rosée, qui n'ont aucune tendance à s'ulcérer (ce qui les distingue des phlyctènes) et qui persistent plusieurs mois avec cet aspect. Cette affection est peu douloureuse mais assez gênante ; elle se répète plusieurs années, toujours à la même époque, et finit par s'éteindre d'elle-même. On ne connaît aucun traitement efficace de cette maladie. Les collyres à l'adrénaline pourront être employés à titre palliatif. La nature en reste même problématique ; certains auteurs la rapprochent du trachome.

Chalazion et orgeolet. — Aux paupières, outre la blépharite glandulo-ciliaire décrite plus haut, il n'est pas très rare d'observer chez les enfants des petites tumeurs arrondies, logées en plein dans l'épaisseur de la paupière, nées aux dépens des acini des glandes meibomiennes et qu'on nomme des chalazions (*fig.* 33). Nous retrouverons ces chalazions plus fréquents chez l'adulte, où ils sont désignés communément sous le nom de kystes, bien que ce soient réellement des tumeurs charnues et pleines ; ce qu'on en peut dire de particulier chez les enfants, c'est que leur disparition spontanée est plus fréquente que plus tard. On favorisera cette résorption par des badigeonnages quotidiens

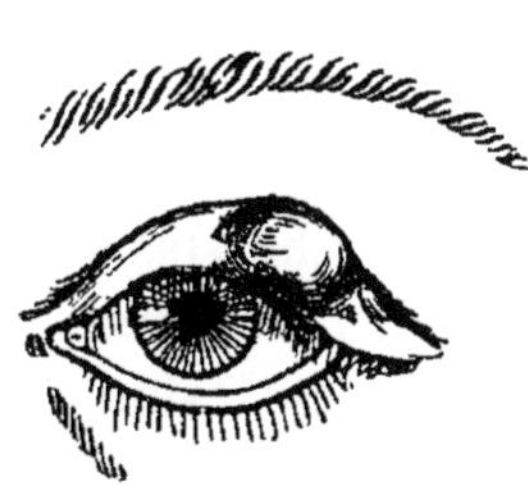

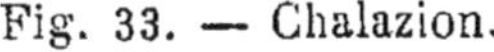

Fig. 33. — Chalazion.

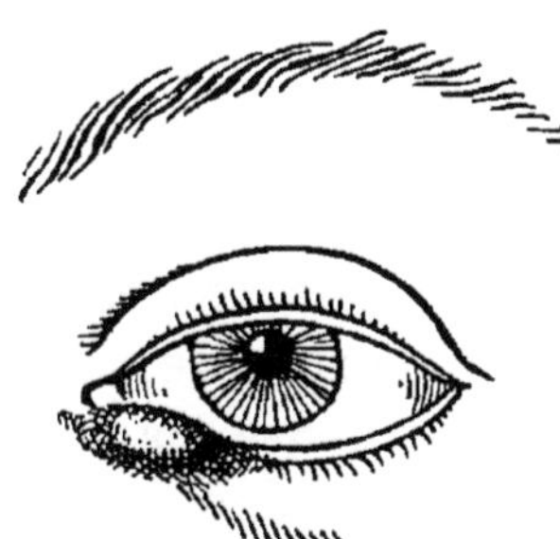

Fig. 34. — Orgeolet.

de glycérine iodée, pratiqués sur la peau des paupières au niveau du chalazion, et continués pendant quinze jours. Si ce traitement reste infructueux, il faudra en pratiquer l'extirpation.

Il faut distinguer du chalazion l'*orgeolet* ou *compère-loriot* (*fig.* 34), qui est un petit bouton enflammé, un petit furoncle placé juste au bord de la paupière.

Le diagnostic entre le *chalazion* ou *kyste* de la paupière et l'*orgeolet* ou *compère-loriot* est facile. Le chalazion est une tumeur, en général non inflammatoire et située *dans l'épaisseur* de la paupière ; l'orgeolet est un petit bouton enflammé situé *sur le bord* même de la paupière. Le chalazion dure des semaines et parfois ne cède qu'à l'opération, à moins que des badigeonnages iodés ne réussissent à le faire résorber ; l'orgeolet disparaît en trois ou quatre jours, soit tout seul, soit sous l'influence d'applications émollientes ou de cataplasmes. La douleur est vive, lancinante pendant deux à trois jours, puis il se forme au sommet une petite pointe blanche, en même temps que la douleur se calme; l'orgeolet a abouti. Enfin la pointe se crève et le bourbillon s'évacue, ou parfois encore il se résorbe et tout est fini.

La prophylaxie de ces deux affections est assez efficace et, pour empêcher les petites tumeurs désagréables de se multiplier, il faut assurer la désinfection de la conjonctive au moyen de toilettes boriquées quotidiennes, auxquelles on adjoindra au besoin des instillations de sulfate de zinc en solution faible à 1/2 °/₀.

Affections des voies lacrymales. — Chez les sujets de la seconde enfance, les affections des voies lacrymales sont, dans l'immense majorité des cas, dues à des lésions osseuses et tuberculeuses du canal nasal. On aura affaire alors à des dacryocystites* fongueuses* avec formation de fistule lacrymale. Contre de telles lésions, la canalisation simple et même le curettage par les voies naturelles réussissent rarement. Il faut le plus souvent en venir à la destruction ignée des masses fongueuses ostéo-périostiques. Un traitement général énergique est aussi de mise et, plus qu'en toute autre circonstance, le séjour à la mer ou thalassothérapie sera indiquée.

Lésions accidentelles de l'œil. — Si l'on met à part certaines chorio-rétinites ou névrites optiques congénitales, et les tubercules de l'iris (lésion rare), on peut dire qu'il existe peu de maladies portant, chez l'enfant, leur atteinte dans l'intérieur de l'œil.

Il faut néanmoins faire une place importante aux lésions traumatiques* du globe, très fréquentes chez les sujets de la seconde enfance. Les enfants de quatre à dix ans, en raison de leur imprudence à manier plumes à écrire, ciseaux, couteaux, etc., comptent dans nos statistiques hospitalières pour une proportion assez considérable de traumatismes pénétrants du globe.

Les plaies de la cornée, à moins qu'elles ne soient très superficielles, sont des plus sérieuses chez l'enfant à cause des accidents septiques* qui peuvent s'ensuivre et de la choroïdite purulente qui est toujours à craindre.

Outre l'infection de la plaie, il y a lieu de redouter l'enclavement de l'iris quand la plaie est pénétrante, si le traumatisme a été fait par un instrument tranchant. Lorsque le traumatisme reste sans complications, la cornée demeure brillante et polie ; si la plaie s'infecte, la cornée se ternit et la chambre antérieure se trouble, puis l'iris devient grisâtre et il survient de l'hypopyon ou épanchement de pus dans la chambre antérieure. A cette période, les complications graves sont difficiles à enrayer et tout se termine souvent par un phlegmon de l'œil entraînant l'atrophie du globe. Si la plaie est récente et non infectée, on préservera l'œil en le lavant avec une solution de cyanure d'hydrargyre à 1/1500 et on le maintiendra emprisonné sous un pansement occlusif sec et rare à la gaze aseptique, jusqu'à complète cicatrisation.

Lorsque la plaie commence à s'infecter, je conseille de pratiquer et de répéter au besoin une injection sous-conjonctivale d'un centimètre cube de sublimé à 1/5000, puis d'arroser quatre à cinq fois par jour l'œil, et largement, avec une solution de sublimé au millième, et d'appliquer de la pommade iodoformée, en même temps qu'on instillera quelques gouttes de collyre à l'atropine à 1 pour 100.

Si l'iris était trop largement hernié, il en faudrait faire la résection avant de pratiquer la désinfection et l'occlusion de l'œil ; de même une plaie cornéenne s'étendant à la sclérotique sera utilement fermée par un point de suture.

Dans ces plaies infectées de l'œil, des accidents sympathiques sont à craindre sur l'autre œil ; celui-ci devra être surveillé constamment, car les enfants sont incapables de déclarer ce qu'ils ressentent.

Au premier signe d'irritation de l'œil congénère du blessé, rougeur périkératique*, aspect terne de l'iris, trouble visuel si l'enfant le dénonce, on devra prendre des mesures immédiates importantes et tout d'abord procéder à l'énucléation* de l'œil blessé. Mais le traitement et la reconnaissance de l'ophtalmie sympathique sont des points délicats et très graves qui doivent être laissés à l'appréciation du seul spécialiste.

III. — TROUBLES VISUELS CHEZ L'ENFANT ET HYGIÈNE SCOLAIRE

Vers l'âge de six ans, lorsque l'enfant commence, avec la lecture, à s'appliquer à la vision de près, il est très utile de reconnaître, au moins approximativement, la qualité visuelle du sujet, pour organiser son hygiène oculaire en conséquence ; on pourra ainsi, par des mesures bien prises, enrayer parfois les progrès de la myopie ou empêcher, lors du strabisme, un œil hypermétrope de devenir complètement amblyope.

Myopie. — La myopie est due à l'allongement de l'axe antéro-postérieur de l'œil; la caractéristique optique de cet état de l'œil est que les rayons lumineux se réfractent en avant de l'écran rétinien.

La myopie est de tous les troubles de réfraction, ou amétropies, celui qui se révèle le plus tôt et qui se diagnostique le plus facilement quand il est prononcé. Outre les renseignements tirés de la myopie des ascendants directs ou indirects, chacun sait que le myope se reconnaît à ce double caractère qu'il ne voit pas de loin, mais que, par contre, il voit excessivement bien de près et même les plus fins objets. Mais ceci est vrai pour le myope très accentué, tandis que le myope faible échappe souvent au diagnostic, ou du moins ne consent pas à convenir qu'il est myope, parce qu'il distingue encore assez de choses de loin et qu'il n'a pas besoin, pour lire, de se rapprocher à l'extrême du papier. Et cependant ces myopies moyennes ou faibles sont utiles à connaître, moins pour les corriger par des verres, si les sujets préfèrent s'en passer, que pour leur imposer une règle de conduite capable d'enrayer les progrès de l'amétropie. Si donc il semble qu'un enfant ait, pour les objets éloignés, une vue moins perçante que ses condisciples, on devra l'examiner au point de vue d'une myopie moyenne probable. Est déjà myope un enfant qui, à travers une rue, distingue avec difficulté l'heure à une horloge publique, le nom de la rue sur l'écriteau municipal. Pour s'assurer si le trouble visuel ne dépend pas de l'astigmatisme ou d'une lésion organique de l'œil, on recherchera la qualité de la vision à la lecture de près; le myope moyen lit les caractères les plus fins à 20 ou 25 centimètres sans difficulté, ce qui n'est pas le cas pour l'astigmate et à plus forte raison pour celui qui est atteint de lésions du fond de l'œil.

En résumé, pour le myope fort, mauvaise vue à distance et bonne vision de tout près; pour le myope faible ou moyen, vision médiocre de loin et très bonne à la distance de 30 ou 40 centimètres (ceci pour répondre à ceux qui se refusent à reconnaître leur myopie parce qu'ils lisent à une distance ordinaire). La vision excellente de près à 10 centimètres pour les myopes forts, à 30 centimètres et plus pour les myopes faibles, est ce qui distingue la myopie des autres troubles de réfraction et en particulier de l'astigmatisme. Le moyen subjectif le plus simple pour reconnaître, d'autre part, si le trouble visuel de l'enfant est dû à une amétropie sans lésions ou à une altération organique du fond de l'œil ou des milieux transparents profonds (cristallin, corps vitré) consiste à faire regarder le sujet à travers un trou dit « sténopéique », c'est-à-dire un trou d'épingle percé dans une carte, par exemple. Les troubles de réfraction sont annihilés pour un si petit faisceau lumineux, et la myopie n'a plus d'effet; les objets les plus éloignés sont vus distinctement par les myopes. S'il existe, au contraire, des lésions organiques, les troubles visuels qui en résultent persistent complètement, malgré cette vision sténopéique, ou même sont plutôt aggravés, en raison de la petitesse du faisceau lumineux qui pénètre dans l'œil.

Une fois la myopie reconnue ou pressentie, il s'agira de savoir s'il convient de faire ou non porter des verres à l'enfant. En dehors de l'avis, toujours nécessaire, d'un oculiste, on peut poser comme règle générale la suivante : *Le port constant des verres correcteurs est incapable de fatiguer les yeux; c'est même le meilleur moyen d'enrayer la marche de la myopie, contrairement à l'opinion communément acceptée.*

C'est, en effet, un préjugé absolu de croire que les verres sont capables d'augmenter la myopie par l'habitude qu'ils créent. C'est le contraire qui est vrai. Seulement l'enfant qui avec des verres jouira de bien voir renoncera difficilement à cet avantage, et rien de plus. Les charlatans qui prétendent traiter médicalement la myopie, sans qu'aucun succès *réel* puisse être compté à leur actif, contribuent à entretenir des idées fausses dans le public.

Pour permettre aux enfants de suivre un cours au tableau tout en prenant simultanément des notes, on pourra, si les enfants s'accommodent mal d'une correction totale constante, prescrire des verres *à double foyer*, le verre supérieur étant apte à la vision de loin, l'inférieur à celle de près (*verres Franklin*). Enfin, il faut savoir que nous avons encore une ressource quand la myopie devient progressive ou qu'elle est tellement forte qu'aucun verre ne peut l'améliorer ; c'est l'opération qui consiste à enlever le cristallin, comme dans l'extraction de la cataracte. Un myope extrêmement fort peut, après cette opération, lire et travailler sans verres, et les succès de ce mode opératoire ne se comptent plus aujourd'hui.

Comme complément à la correction par les verres, les moyens doivent être astreints à des règles générales très précises d'hygiène oculaire. Ces règles sont en réalité applicables à tous les sujets et elles constituent à proprement parler l'hygiène visuelle scolaire; toutefois, comme elles sont d'obligation absolue pour les myopes, on pourrait les comprendre aussi bien dans le traitement prophylactique de la myopie.

Le premier point et le plus important est la distance au travail rapproché. Il doit être absolument interdit aux enfants de lire et d'écrire à moins de 20 centimètres. La bonne distance est de 25 à 33 centimètres. Pour obtenir le résultat désiré, si la mauvaise attitude tient à un défaut d'attention ou de bonne volonté de la part de l'enfant, on aura recours aux redresseurs variés qui se trouvent dans tous les mobiliers scolaires. Le plus simple des redresseurs consiste en une règle de 25 centimètres qu'on fixera au front et qui, butant sur le pupitre, empêchera la tête de s'approcher du cahier de lecture.

La question de l'éclairage est aussi de première importance. L'éclairage diurne doit être tel que chaque élève voie le ciel de sa place sur une étendue de 30 centimètres au moins. L'éclairage bilatéral est le meilleur. Comme éclairage artificiel, par ordre décroissant de qualité, c'est la lampe électrique à incandescence, la lampe à alcool, le bec Auer, le bec de gaz ordinaire, la lampe intensive à pétrole. La lampe à huile serait bonne à la condition que chaque élève en eût une et munie d'un abat-jour.

Le mobilier scolaire doit remplir les conditions suivantes: la distance entre le banc et la table sera négative (table surplombant le banc) ou nulle. La différence de hauteur entre le banc et la table sera telle que le coude se pose naturellement sur la tablette. Le banc sera muni d'un dossier assez rapproché pour servir d'appui pendant l'écriture. Il existera des planchettes d'appui pour les pieds. Enfin l'inclination du pupitre sera de 12 degrés.

Le genre d'écriture sera conforme au précepte formulé

par George Sand : *Écriture droite, sur papier droit, corps droit.* Cette règle sera imposée au cours élémentaire seulement : plus tard on laissera les enfants incliner le papier vers la gauche, pour plus de rapidité dans l'écriture.

Les livres scolaires devront avoir une bonne lisibilité, telle qu'éclairés par une bougie distante de 1 mètre, ils soient lisibles pour une bonne vue à la distance de 80 centimètres. Les atlas doivent pouvoir être lus à 40 centimètres.

Comme méthodes d'enseignement on reculera jusqu'à l'âge de six ou sept ans l'usage des livres; jusque-là on se bornera à des exercices à la craie au tableau noir.

La durée des heures de travail, importante pour tous les sujets, doit être surveillée avec une attention extrême chez les myopes. Une attention trop prolongée, jointe au rapprochement excessif des objets, sont les deux causes qui favorisent le plus énergiquement la progression de la myopie.

Pour les petits, on les fera travailler une heure consécutive; pour les enfants des écoles primaires, une heure et demie; pour les enfants plus âgés, aucune séance ne devra dépasser deux heures. Les sujets atteints de myopie un peu accusée devront, de temps à autre, toutes les demi-heures environ, laisser reposer leurs yeux quelques minutes en les tenant fermés et la tête étant relevée.

Asthénopie musculaire. — A côté de leur imperfection visuelle dans la fixation à distance, les myopes éprouvent parfois certains troubles dans le travail de près. Ils déclarent qu'après une fixation un peu soutenue, ils voient double, et les parents remarquent souvent qu'à ce moment un de leurs yeux se dévie et s'écarte de la fixation. Les sujets trouvent parfois d'eux-mêmes le remède à ces phénomènes pénibles et qui consiste à supprimer le désaccord des yeux en fermant l'un des deux avec la main. C'est l'*asthénopie musculaire ou insuffisance des droits internes,* incapables de soutenir, un temps prolongé, l'effort de la convergence.

On pourra remédier à cette insuffisance de convergence en faisant porter à l'enfant des verres prismatiques à base interne qui suppléeront à l'effort musculaire impuissant. Pour les degrés plus élevés de cette affection, il faut agir opératoirement par la ténotomie* des droits externes ou mieux l'avancement des droits internes.

Hypermétropie. — L'hypermétropie résulte d'un raccourcissement de l'axe antéro-postérieur de l'œil. L'œil, trop long chez le myope, est trop court chez l'hypermétrope, et ici les rayons lumineux réfractés se croisent en arrière de la rétine.

Ce genre d'amétropie est assez difficile à faire comprendre au public, qui ne peut admettre qu'un enfant porte les verres de son grand-père et qu'il soit « presbyte avant l'âge ». Il faut savoir, du reste, que l'hypermétropie étant, en somme, une insuffisance de réfringence des milieux de l'œil, se trouve le plus souvent compensée par les efforts accommodatifs de l'enfant, et cela d'autant plus complètement qu'il sera plus jeune. Ainsi l'hypermétropie, à moins qu'elle ne soit forte, se révèle ordinairement beaucoup plus tardivement que la myopie, car elle ne se manifeste que lorsque l'accommodation se trouve épuisée ou fatiguée, c'est-à-dire au moment des plus fortes études, vers quatorze ou quinze ans environ, et par des troubles visuels particuliers que nous étudierons plus tard sous le nom d'*asthénopie accommodative*.

Ici nous n'avons à envisager que l'hypermétropie forte, puisque nous ne parlons que de très jeunes sujets, celle que ne peut surmonter complètement la puissance accommodative de l'enfant, encore qu'elle soit considérable. Ce trouble de réfraction est caractérisé par ce fait que la vision n'est bonne ni de loin ni de près, mais qu'elle est encore plus défectueuse de près que de loin. Ce caractère distingue nettement l'hypermétropie de la myopie, et aussi de l'astigmatisme, car dans ce dernier trouble de réfraction, la vision de près, tout en étant imparfaite, reste pourtant meilleure que celle de loin.

Les yeux hypermétropes se reconnaîtront, en outre, à ces signes extérieurs qu'ils sont petits, enfoncés dans l'orbite et très mobiles, tandis que les myopes sont plutôt (pas toujours cependant) les yeux saillants et à fleur de tête. Enfin, dernier moyen de diagnostic que nous signalons parce que les sujets eux-mêmes nous en apportent souvent l'expérience, les hypermétropes sont améliorés par les verres convexes de leurs parents, verres qu'ils ont essayés par curiosité.

Ceci, d'ailleurs, indique le remède aux troubles visuels hypermétropiques. C'est le port de verres convexes convenables. On ne craindra pas de choisir les plus forts que pourra supporter l'enfant pour voir de loin, et il les portera constamment, aussi bien pour le travail de près que pour la vision à distance.

Astigmatisme. — L'astigmatisme est un trouble singulier de réfraction qui porte inégalement sur les différents méridiens de l'œil. Il en résulte, au point de vue de la vision, qu'elle est toujours défectueuse, soit que l'enfant regarde à distance, soit qu'il s'efforce de lire dans un livre. Ce qui distingue (en dehors de procédés spéciaux de diagnostic) l'astigmatisme de l'hypermétropie, c'est que dans l'astigmatisme la vision de près est plutôt meilleure que la vision éloignée, ce qui est l'inverse de ce qui s'observe dans l'hypermétropie. Mais il est un caractère beaucoup plus important et très particulier à l'astigmatisme, c'est que les sujets atteints de cette amétropie, dans un même mot écrit avec des caractères de même grandeur, distinguent très bien certaines lettres et nullement les autres. Ainsi, par exemple, la lettre E pourra être très bien reconnue, tandis que la lettre H, de même grandeur, placée à côté, ne le sera pas. Le fait tient à ce que l'œil astigmate, en raison de la différence de réfraction de ses divers méridiens, se trouve, dans ce cas, adapté pour distinguer les traits horizontaux qui caractérisent l'E et nullement pour apercevoir les traits verticaux qui figurent l'H.

Cette particularité de reconnaître facilement des lettres et non d'autres est assez singulière pour être souvent remarquée et elle servira à révéler l'existence de l'astigmatisme.

Pour en établir le genre et le degré, il sera nécessaire, aussi bien que pour la correction optique de cette amétropie, de recourir ensuite à l'examen d'un ophtalmologiste.

Certains astigmatismes très légers ne se manifestent par aucune imperfection visuelle ni de près ni de loin, mais révèlent leur existence par des troubles *asthénopiques* survenant à l'occasion du travail. Ces troubles asthénopiques, consistant en maux de tête principalement, et en *obnubilations** visuelles, se déclarent dès que l'enfant se met à lire, ce qui les distingue de l'asthénopie accommodatrice des hypermétropes, que nous étudierons chez les adolescents. L'asthénopie de l'hypermétropie se manifeste, en effet, comme une fatigue visuelle après un quart d'heure ou une demi-heure d'attention, tandis que l'asthénopie des astigmates se produit immédiatement avec l'effort accommodatif. Le choix précis de verres correcteurs est le seul moyen de faire cesser ces troubles visuels, troubles qui sont parfois assez importants pour éveiller la crainte des parents, du médecin, et simuler même une affection cérébrale au début.

Strabisme. — Le strabisme consiste en ce que la ligne visuelle de l'un des yeux, au lieu d'être dirigée vers l'objet visé, forme avec cette direction un angle constant, quelle que soit la position du regard. Au contraire de la paralysie, dans laquelle l'œil reste en arrière dans certaines directions du regard, l'œil strabique accompagne toujours l'autre œil, tout en présentant une certaine déviation. C'est pour ce motif qu'on désigne le strabisme sous le nom de *strabisme* *concomitant*. Le strabisme est tantôt passager (*strabisme intermittent*) ou *fixe* et *permanent*. Il est *alternant* quand il affecte, sans préférence marquée, chacun des deux yeux. Il est en outre et surtout *convergent* (*fig*. 35) ou *divergent* (*fig*. 36).

L'existence du strabisme s'affirme par la simple inspection de la physionomie. Mais il n'est pas toujours si facile, au premier abord, de reconnaître l'œil qui se dévie. Voici

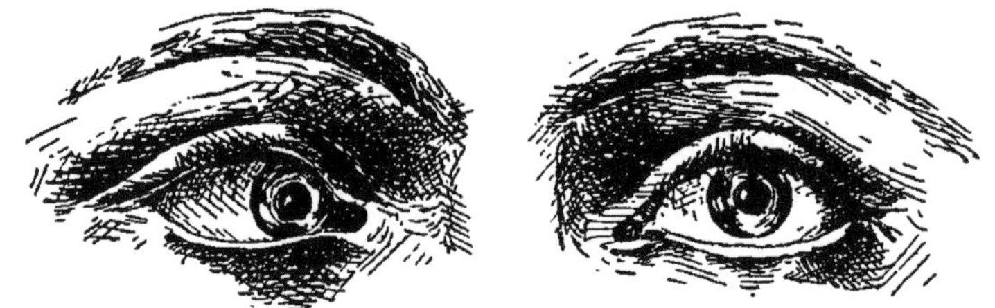

Fig. 35. — Strabisme convergent.

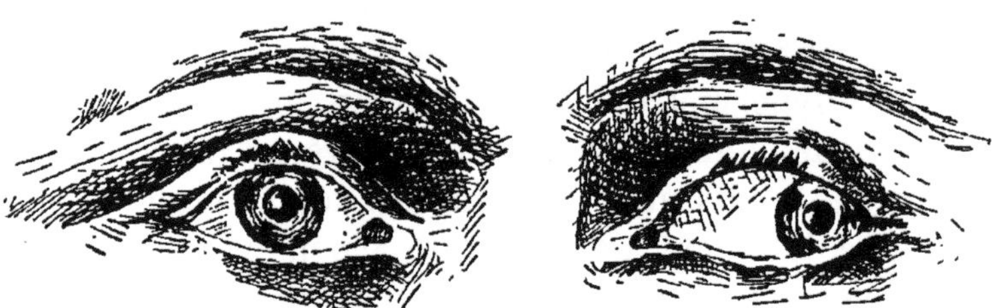

Fig. 36. — Strabisme divergent.

comment on arrive à ce résultat : Couvrant l'un des yeux avec une main, on engagera le sujet à fixer avec l'autre un objet quelconque, le doigt placé à 30 centimètres, sur la ligne médiane, par exemple; puis on découvre le premier œil. Si l'œil qui était occupé à fixer se dévie, pour laisser le premier entrer en fixation, c'est que cet œil est l'œil strabique. Cette recherche est fondée sur le fait que lorsqu'il s'agit d'un strabisme portant sur un seul œil, strabisme intermittent ou fixe, l'œil strabique est doué d'une vision défectueuse et même souvent presque nulle (*amblyopie*).

Le strabisme alternant se reconnaît à ce que, par l'expérience précédente, l'un et l'autre œil sont également capables de conserver la fixation. Dans le strabisme alternant il n'y a d'amblyopie marquée d'aucun côté.

Le strabisme convergent se déclare principalement chez les hypermétropes et le strabisme divergent chez les myopes. Aussi voit-on le strabisme se manifester vers l'âge de trois ou quatre ans, lorsque les enfants commencent à fixer avec un peu d'attention. L'apparition de la déviation a souvent lieu sous l'action de causes occasionnelles, telles que les convulsions, ou encore à la suite de maladies infectieuses et dépressives, les fièvres éruptives, la diphtérie, la fièvre typhoïde, mais elle est surtout influencée par un état névropathique héréditaire, souvent très prononcé. En tout cas la vraie cause du strabisme est un trouble de réfraction associé à un état nerveux héréditaire et l'action des convulsions ou de la direction de la lumière d'une fenêtre sur le lit de l'enfant n'est qu'occasionnelle ou nulle. C'est encore un préjugé populaire que d'attribuer à la situation du berceau par rapport à la fenêtre la déviation des yeux strabiques. Presque tous les strabiques sont des névropathes accentués ou des dégénérés nerveux.

Assez souvent il arrive que le strabisme convergent disparaît à l'âge de la puberté, s'il est faible ; en tout cas, avant d'en venir à la correction opératoire qui reste dévolue aux oculistes, il faut essayer, pendant un certain temps, le traitement optique.

Celui-ci réussit un certain nombre de fois (assez rarement, malheureusement) et plutôt, chose curieuse, dans les strabismes fixes légers et surtout dans les strabismes intermittents que dans les strabismes alternants.

On commencera par tâter le terrain au moyen d'une cure d'atropine destinée à paralyser l'accommodation et à neutraliser ainsi une partie des efforts de la convergence (il ne s'agit ici, comme traitement orthoptique, que du strabisme convergent, car le divergent accentué est totalement rebelle à tout autre moyen qu'à l'opération). On instillera à l'enfant, chaque jour, quelques gouttes d'une solution faible d'atropine dans les deux yeux. Si par ce moyen, au bout de quelques jours, le strabisme diminue ou disparaît, on sera autorisé à espérer en l'efficacité du traitement par les verres convexes, et, après avoir déterminé avec soin ceux qui corrigent l'hypermétropie du sujet, on les lui fera porter constamment du matin au soir. Ces verres correcteurs auront le même effet sur la déviation strabique que l'atropine en instillation. En même temps et pour rehausser la vision de l'œil dévié, on fermera quotidiennement et pendant une heure ou deux, avec un bandeau, l'œil bon de l'enfant; on exercera ainsi l'œil défectueux de près, puis de loin. Ce traitement devra être suivi pendant des années jusqu'au moment du complet développement de l'enfant.

Chez les enfants trop jeunes pour porter des lunettes on pourra essayer d'instiller, alternativement, de trois jours en trois jours, de l'atropine dans chacun des yeux.

Souvent d'ailleurs ce traitement optique reste inefficace et il faut en venir aux opérations de ténotomie simple ou de ténotomie combinée à l'avancement du muscle antagoniste. Ces opérations peuvent être faites à tout âge, mais il est inutile d'attendre plus tard que cinq ou six ans, au moment où les enfants commencent leurs études.

D'ailleurs le port des verres et le traitement optique de l'œil dévié sont aussi rigoureusement nécessaires après l'opération que si celle-ci n'était pas pratiquée.

Après l'opération on entreprendra de reconstituer la vision binoculaire au moyen d'exercices pratiqués avec le stéréoscope ou le diploscope de Rémy. Ces exercices peuvent suffire à eux seuls, dans certains cas, à la cure du strabisme et à faire disparaître la déviation.

IV. — AFFECTIONS ET HYGIÈNE DES YEUX CHEZ L'ADOLESCENT

Chez les sujets de la première et de la seconde enfance, les affections oculaires sont constituées pour la plupart (sauf quelques altérations profondes congénitales) par les infections des muqueuses. On voit les enfants présenter les conjonctivites les plus variées, mais les altérations de la cornée, de l'iris et des parties profondes y sont, le plus souvent, secondaires. Dans l'adolescence, au contraire, entre l'âge de douze à quinze ans et l'état adulte, il n'est pas rare d'observer des affections primitives de la cornée, et aussi, mais moins fréquemment, des parties profondes du globe oculaire. C'est l'époque de la kératite interstitielle, presque toujours accompagnée d'irido-choroïdite ; on observe aussi des hémorragies spontanées du corps vitré, bien plus fréquemment que chez l'enfant. C'est encore l'âge des *blépharites* (inflammation du bord des paupières) et des troubles de l'accommodation qui les engendrent souvent. Chez l'adolescent le cadre des affections oculaires s'étend donc à presque toutes les parties de l'œil ; mais ce sont encore les parties extérieures, les paupières et la cornée, qui restent le plus souvent atteintes.

Conjonctive ; conjonctivites. — La conjonctivite purulente est presque inconnue chez les adolescents, sauf le cas exceptionnel d'une gonorrhée* précoce, et la conjonctivite catarrhale scolaire elle-même est une rareté après douze ans. Le catarrhe printanier est plutôt en décroissance après quinze ans ; mais ce qui se voit avec plus de fréquence que chez l'enfant, c'est la conjonctivite granuleuse ou trachome. Cette affection, qui est de tous les âges, se développe aussi chez les enfants, mais elle est plus fréquente de beaucoup chez l'adolescent ou chez l'adulte. Dans l'adolescence nous assistons au développement des premiers stades de cette maladie, fort longue dans son évolution, qui dure plusieurs années.

Le *trachome*, qu'on désigne souvent par le nom simple de *granulations*, est l'affection très répandue dans le monde dont la forme aiguë a causé tant de ravages au commencement du siècle sous le nom d'ophtalmie d'Égypte. Le trachome est encore l'affection oculaire la plus commune peut-être, non seulement en Égypte, mais dans beaucoup de pays d'Europe, tels que la Belgique, la Hollande, la Russie et la plupart des États balkaniques, pour n'en citer que quelques-uns. La maladie se localise dans les régions basses qui répondent à l'embouchure des grands fleuves. Les pays à altitude élevée en sont indemnes. La misère physiologique, le défaut de propreté, favorisent le développement du trachome, et dans nos pays les granuleux appartiennent à la classe la plus pauvre de la société. Le trachome se propage par contagion directe effectuée au moyen des produits de sécrétion de l'œil ; il en résulte que les formes sécrétantes du trachome sont les plus contagieuses et même que l'affection n'est contagieuse que lorsqu'elle s'accompagne de sécrétion. Les mauvaises conditions hygiéniques, l'air confiné augmentent la réceptivité à cette maladie, ce qui explique sa rapide diffusion dans les pensionnats.

Les granulations de la conjonctive se présentent sous deux formes : la conjonctivite *folliculaire* (ordinaire chez l'enfant) et la conjonctivite *granuleuse* ou *trachome vrai*, qui appartient à l'adolescent ou à l'adulte (1).

Conjonctivite folliculaire. — La conjonctivite folliculaire (*fig.* 37) succède ordinairement à une ophtalmie purulente, dont elle constitue la phase chronique. La mu-

(1) Nous avons réuni ici la description de ces deux formes, au lieu d'avoir exposé la forme folliculaire dans le chapitre consacré aux affections oculaires de l'enfant.

queuse palpébrale, au niveau du *fornix* ou repli profond, se montre très épaissie aussi bien à la paupière inférieure qu'à la supérieure, ce qui la distingue du trachome vrai. La conjonctive est végétante, d'un rouge sombre, et sa surface offre l'aspect d'une framboise; c'est une véritable hypertrophie végétante de la muqueuse. Cet état s'accompagne d'un catarrhe variable, parfois abondant, souvent léger, de la conjonctive. La cornée et la conjonctive bulbaire restent d'ordinaire indemnes.

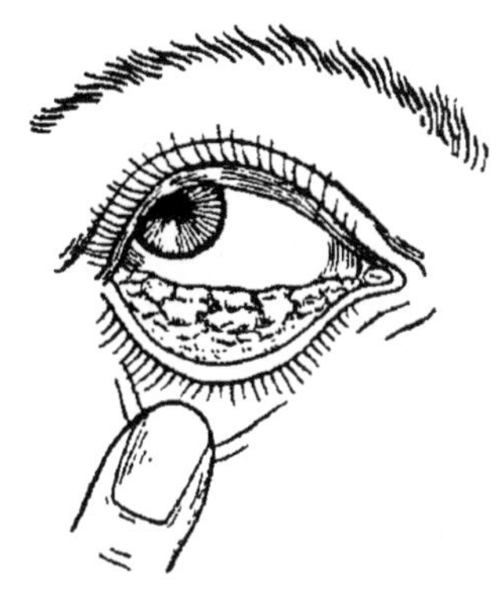

Fig. 37. — Conjonctivite folliculaire.

Le traitement de la conjonctivite folliculaire consiste à toucher tous les deux jours ou tous les jours la muqueuse hypertrophiée avec un cristal d'alun pur ou un cristal de sulfate de cuivre. On peut substituer au cristal de sulfate de cuivre (pierre divine) l'application, moins douloureuse, du glycérolé de cuivre (glycérine 8, sulfate de cuivre 1) pratiquée avec un gros pinceau.

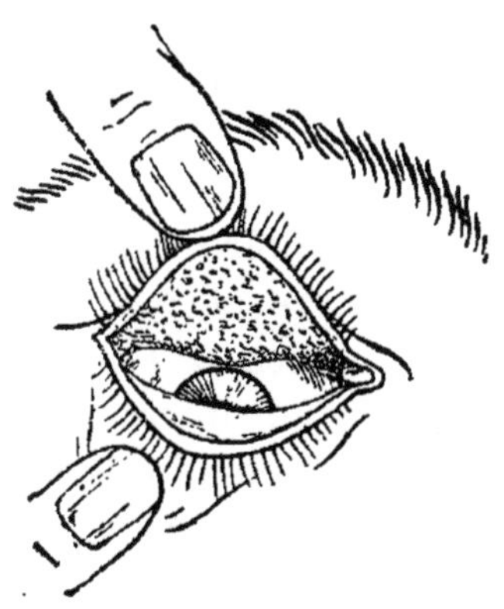

Fig. 38. — Conjonctivite granuleuse.

Conjonctivite granuleuse; trachome. — La conjonctivite granuleuse (trachome vrai des adultes) [*fig.* 38] se caractérise par la présence des granulations types, c'est-à-dire des granulations grises, arrondies, translucides, qui sont ordinairement comparées à du frai de grenouille et qui siègent au fond des culs-de-sac, sur le fornix de préférence, et par prédilection *à la paupière supérieure*. A ces granulations peut se surajouter un état catarrhal aigu (ophtalmie égyptienne) qui rend l'affection comparable à l'ophtalmie purulente ; en dehors de ces poussées, le trachome offre peu de réaction, occasionne peu de gêne, et passe même parfois inaperçu. Ordinairement, cependant, il existe un peu de larmoiement, une légère photophobie et les paupières sont agglutinées le matin.

Plus souvent que la conjonctivite folliculaire, le trachome s'accompagne de lésions du côté de la cornée ; ces lésions consistent dans la formation d'un lacis vasculaire venant de la conjonctive et envahissant l'épithélium de la cornée (*pannus*), et ultérieurement d'ulcérations de la substance propre de cette membrane. Ces complications et surtout les rétractions ultimes et cicatricielles de la conjonctive (*symblépharon*) et du tarse palpébral (*entropion* et *trichiasis*) sont, d'ailleurs, peu communes chez les adolescents et surtout chez les enfants, à cause du peu d'ancienneté des granulations ; nous les retrouverons avec toutes leurs conséquences fâcheuses dans le trachome de l'adulte. Le pannus et les ulcères cornéens donnent lieu, comme phénomènes réactionnels, à un redoublement de photophobie, à du larmoiement et à du blépharospasme.

Au point de vue du traitement, les poussées aiguës du trachome seront traitées de la même manière que l'ophtalmie purulente, par des lavages opiacés et des cautérisations au nitrate d'argent proportionnées à l'intensité des phénomènes du catarrhe. Si la sécrétion purulente est extrêmement abondante, on se trouvera bien d'irrigations quotidiennes avec la solution de nitrate d'argent à 1/1000 pratiquées avec un appareil laveur.

L'état chronique sera traité par des cautérisations pratiquées avec le cristal de sulfate de cuivre, tous les deux jours. On pourra y substituer l'application, avec un pinceau, du glycérolé de cuivre : glycérine 8, sulfate de cuivre 1. Le sulfate de cuivre est certainement le traitement spécifique du trachome.

Enfin les complications cornéennes, le pannus seront traités par l'instillation d'un collyre à l'atropine et l'application de pommade au précipité jaune à 1 pour 100. Les solutions de sublimé, mal supportées avant cet âge par la conjonctive des enfants, sont au contraire d'un effet utile dans le trachome, et on a pu considérer le sublimé comme un véritable spécifique des granulations. On emploie le sublimé en lavages à la dose de 11/000 ou 1/2000.

Le traitement chirurgical du trachome est très en faveur; c'est un bon moyen de raccourcir la durée du traitement. Lorsque les granulations se présentent en rangées isolées au fond des culs-de-sac, l'excision pure et simple ou l'écrasement à l'aide de la pince à rouleaux de Knapp est indiquée. Lorsque la muqueuse palpébrale tout entière est farcie de granulations, c'est au brossage qu'on s'adressera, au brossage pratiqué avec une brosse dure et précédé de quelques scarifications* des points les plus infiltrés.

Ces manœuvres chirurgicales devront toujours être répétées plusieurs fois et seront appuyées de lavages au sublimé et de cautérisations au sulfate de cuivre.

Conjonctivite papillaire simple. — On voit souvent chez les adolescents, les jeunes filles un peu anémiques surtout, de petites granulations conjonctivales qui sont prises à tort pour du trachome ou des granulations vraies.

Ces granulations, petites, d'une teinte carminée, parfois très nombreuses, ont pour caractère de siéger au cul-de-sac inférieur surtout et dans les angles oculaires; presque jamais il n'en existe à la paupière supérieure, ce qui est un signe distinctif très important avec le trachome. Ces fausses granulations, ou conjonctivite papillaire simple, s'accompagnent de cuisson des yeux, d'un peu de larmoiement, de gêne pour ouvrir les paupières, *qui semblent lourdes au réveil;* il n'existe jamais, en pareil cas, de sécrétion purulente, et les paupières ne sont même pas collées le matin. Cet état occasionne une gêne visuelle parfois très grande, surtout à la vive lumière, et peut empêcher le travail.

Cette conjonctivite papillaire reconnaît des origines très diverses ; l'anémie est un de ses facteurs principaux, et aussi les troubles de réfraction et surtout d'accommodation. On l'observe à la suite de toute irritation de cause extérieure : poussières, vive lumière, etc. Le séjour dans une habitation insalubre et surtout humide en favorise le développement.

Le traitement local est simple et très efficace; il consistera à cautériser tous les deux jours les nids de granulations avec un cristal d'alun pur. Il sera nécessaire, en outre, de traiter l'état général chez les anémiques et de choisir des verres correcteurs en cas de troubles de réfraction ou d'asthénopie accommodative. Dans ce dernier cas on prescrira le premier numéro des verres sphériques convexes.

Cornée; kératites. — La kératite *interstitielle* ou *parenchymateuse* est l'affection qui caractérise le plus particulièrement cette période de la vie qu'on appelle l'adolescence. On l'observe bien aussi chez les enfants de six à dix ans, mais elle est surtout fréquente vers la quinzième année. Elle peut encore se produire plus tard chez les sujets qui souvent n'ont rien présenté antérieurement du côté des yeux, aucune atteinte de kérato-conjonctivite phlycténulaire.

La kératite interstitielle s'annonce, au début, sans grandes douleurs, ni sensations pénibles, par une infiltration profonde de la cornée, sous forme de taches grises, diffuses, qui souvent paraissent confluentes, et qui sont prononcées surtout au centre. En même temps une vascularisation* réactionnelle se produit, au niveau du limbe de la cornée, sous la forme d'un cercle rouge, d'un rouge grenat foncé, qui semble d'une teinte uniforme tellement les vaisseaux de nouvelle formation sont fins et serrés. Ces vaisseaux vont gagnant du terrain de la périphérie vers le centre. A la période d'état, la cornée est presque tout entière envahie par la vascularisation profonde, et le centre seul paraît grisâtre. En même temps la surface cornéenne a perdu son brillant et semble terne. La régression s'opère des bords au centre, qui reste le plus longtemps opaque ; dans les cas sérieux il y persiste indéfiniment une légère opacité centrale. La marche est toujours lente et l'évolution de la maladie très longue ; il faut compter sur six mois dans les cas légers, sur une année, dix-huit mois et même davantage dans les cas graves. Ceux-là sont, d'ailleurs, sujets à des récidives pendant toute la durée de l'adolescence.

Les symptômes subjectifs de cette maladie, les douleurs, la photophobie, le larmoiement sont d'intensité variable, et leur degré dépend du plus ou moins de retentissement du côté de l'iris. Il y a, en effet, des cas où l'iris reste indemme et d'autres, surtout chez les sujets qui sont aux limites de l'adolescence, où l'iris et même le tractus uvéal tout entier sont envahis par le processus inflammatoire. Cette irido-choroïdite amène la production d'exsudats et d'adhérences pupillaires ; l'iris paraît terne et gonflé. Parfois, en outre, on aperçoit des points exsudatifs à la face postérieure de la cornée, au niveau de la membrane de Descemet, et la kératite interstitielle prend l'aspect d'une kératite ponctuée. La kératite interstitielle* atteint presque toujours les deux yeux, ordinairement l'un après l'autre.

Cette kératite est une affection dégénérative qui s'observe surtout chez les sujets hérédo-syphilitiques. On retrouve chez eux les stigmates de la syphilis héréditaire tels que les a fixés Hutchinson : les altérations des dents et parmi elles l'encoche semi-lunaire des incisives et des canines supérieures, la surdité ou la dureté de l'ouïe qui forme, avec le stigmate précédent et la kératite, la triade d'Hutchinson ; enfin la forme du crâne, la déformation en ogive du voile du palais ainsi que de la voûte osseuse du nez, et les cicatrices radiées des commissures des lèvres. La figure prend un aspect spécial appelé facies d'Hutchinson (*fig.* 39).

Le traitement a réellement peu d'action sur la marche des symptômes de la kératite interstitielle. La médication spécifique et, en particulier, le mercure, est à conseiller cependant, mais on s'appliquera surtout à la médecine des symptômes. Au début on instillera l'atropine plusieurs fois par jour pour préserver l'œil des complications du côté de l'iris. En même temps on appliquera sur les yeux des compresses d'eau boriquée chaude recouvertes de flanelle et de taffetas gommé. Lunettes fumées bombées contre l'éclat de la lumière. A la période régressive, on excitera la vitalité de la cornée par des applications substitutives de pommade jaune à 1 ou 2 pour 100 et par l'emploi de douches de vapeur oculaires avec l'appareil de **Lourenço**. A la dernière période les opacités seront traitées suivant la méthode de Follin, par l'instillation alternative et quotidienne de laudanum de Rousseau et d'un collyre au sulfate de zinc à 1/2 pour 100.

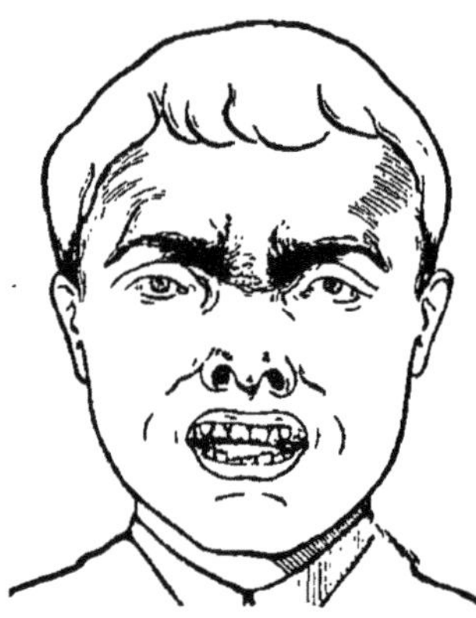

Fig. 39. — Facies d'Hutchinson.

Le mercure sera employé sous forme d'injection hypodermique. Nous employons avec prédilection la solution suivante :

Eau distillée	30 gr.
Cyanure de mercure	0 gr. 30
Cocaïne	0 gr. 15

Un centimètre cube à injecter tous les deux jours.

Outre cette forme de kératite, la cornée, dans l'adolescence, peut subir une déformation particulière qui est connue sous le nom de *kératocône* (*fig.* 40). L'affection, qui commence vers la douzième ou la quinzième année, se manifeste par une distension de la cornée qui devient proéminente et conique, en même temps que la pointe du cône se trouble un peu. A mesure que la déformation s'accentue, la vision devient de plus en plus mauvaise par le fait d'un astigmatisme irrégulier progressif, qu'aucun verre ne parvient à corriger.

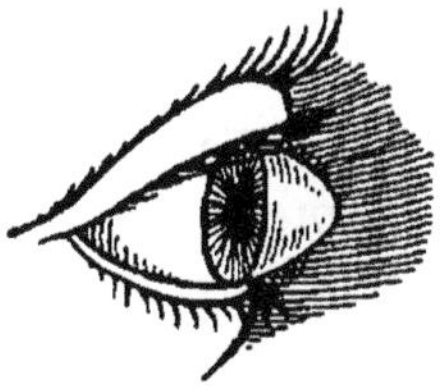

Le traitement médical consistera à prescrire l'instillation de myotiques (ésérine, pilocarpine) pour diminuer la tension oculaire et entraver dans une certaine mesure le développement de l'ectasie* cornéenne. En même temps on administrera du phosphate de chaux à l'intérieur, parce que l'affection, d'après notre expérience, tient ordinairement à un certain degré de rachitisme.

Fig. 40. — Kératocône.

Paupières ; blépharites. — La blépharite ciliaire simple (*fig.* 41), rare dans le premier âge de la vie, se déve-

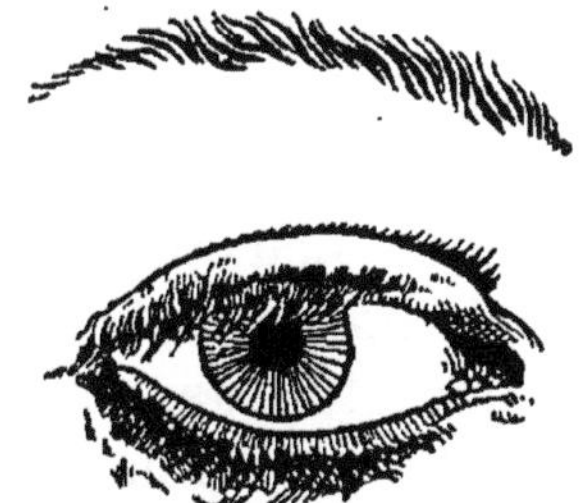

Fig. 41. — Blépharite ciliaire.

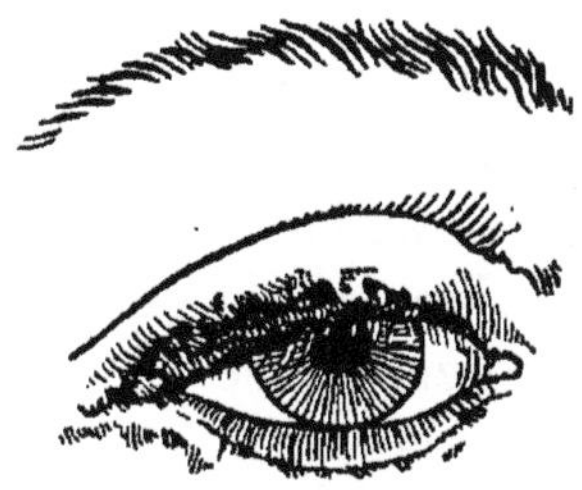

Fig. 42. — Blépharite ulcéreuse.

loppe plutôt dans l'adolescence (au contraire de la blépharite glandulo-ciliaire) [*fig.* 42] au moment où l'enfant souffre des phénomènes généraux de la croissance.

Les bords des paupières sont rouges, d'un rose vif, qui tranche d'autant plus aisément sur la peau blanche des sujets que ceux-ci sont ordinairement des blonds, lymphatiques ; la base des cils est encroûtée de productions cireuses, qui forment des squames minces et sèches ou des écailles solides. Suivant que le dépôt séborrhéique se présente sous la forme d'une masse cireuse molle, ou d'écailles poussiéreuses blanchâtres, on distingue une variété humide ou sèche de blépharite ciliaire simple. Les cils se laissent facilement arracher: ils sont courts et raides.

Les sujets ainsi affectés se plaignent de supporter difficilement les poussières, les fumées, les lumières, surtout la lumière artificielle et même la chaleur ; le travail, en raison des efforts accommodatifs qu'il occasionne, a une certaine influence sur le développement de la blépharite ciliaire chronique, surtout les vices de réfraction qui ont pour conséquence de provoquer des contractions de l'accommodation. C'est ainsi que l'hypermétropie a été indiquée comme une cause de cette maladie; il faut y ajouter l'astigmatisme.

Comme traitement, il importe avant tout d'éloigner toutes les causes d'irritation, bien reconnues d'ailleurs par le patient atteint de blépharite ciliaire : la lumière artificielle vive sera évitée, ainsi que le séjour au milieu de la fumée ou bien de poussières irritantes, etc. On corrigera avec soin les vices de réfraction existants, et on remédiera par des verres convexes faibles à l'asthénopie accommodative, s'il en existe.

Localement on emploiera, en premier lieu, des lavages *très chauds* pratiqués soit avec de l'eau boriquée ordinaire, ou mieux avec une solution de 2 pour 100 de borate de soude dans de l'eau distillée de lavande, soit plus simplement avec une infusion de thé vert ou de camomille. Ces lotions doivent être faites le matin et le soir pendant deux ou trois minutes avec du coton hydrophile ou dans l'œillère (*fig.* 43) et à une température très élevée, 35° à 40° centigrades.

Après ces lavages et dans la forme sèche on appliquera à la base des cils, sur le bord des paupières, de la pommade au précipité rouge à 1 pour 100, parfois une pommade à l'oxyde de zinc, lorsqu'il existe de vives démangeaisons. Un excellent traitement de cette forme de blépharite consiste à badigeonner le bord des paupières, chaque soir, avec une solution d'acide picrique à 1 pour 100. Ce traitement améliore toujours la blépharite simple, mais il est rare qu'il la guérisse complètement; cette blépharite est, en effet, constitutionnelle et forme l'apanage permanent de certains sujets à peau blanche et très blonds.

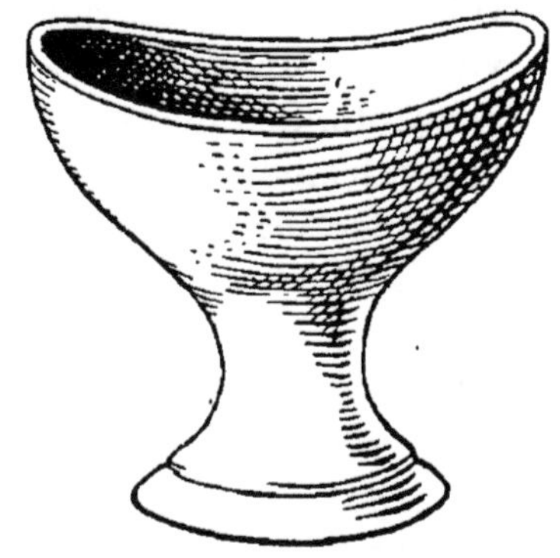

Fig. 43. — Œillère.

Dans la forme humide on remplacera la pommade rouge par l'application quotidienne avec un petit pinceau d'une solution de nitrate d'argent à 1 pour 100. Dans cette variété, la blépharite est souvent la conséquence d'une affection des voies lacrymales; le larmoiement, en rendant humide constamment la base des cils, est la cause de l'irritation des bords des paupières; le premier acte du traitement sera donc ici de débrider, puis de canaliser les voies lacrymales.

Affections profondes de l'œil. — Les affections idiopathiques des membranes profondes de l'œil, en dehors des irido choroïdites infectieuses traumatiques, sont assez rares chez les adolescents ainsi que chez les enfants; nous les retrouverons avec les mêmes caractères, mais bien plus fréquentes, chez les adultes. Il faut faire exception cependant pour une affection véritablement propre à l'adolescence, les *hémorragies du corps vitré*. Ces hémorragies peuvent survenir à la suite de traumatismes, mais on les observe parfois spontanément et leur origine est alors des plus obscures.

On a incriminé les troubles digestifs, mais j'en ai constaté, pour ma part, la présence chez des sujets dont l'intégrité digestive était parfaite, et je crois plutôt qu'il s'agit là d'un phénomène d'altération du liquide sanguin tel qu'on en observe dans l'anémie. Les hémorragies du vitreum s'observent en même temps que l'épistaxis chez les sujets anémiques.

L'affection se manifeste par un trouble profond de la vue, sans aucune réaction inflammatoire de l'œil, ni aucun signe morbide visible de l'extérieur. L'ophtalmoscope révèle l'existence de larges masses sombres flottant dans le corps vitré, parfois d'un obscurcissement total qui rend l'œil inéclairable. Ces masses hémorragiques et exsudatives tendent ordinairement à disparaître, mais leur régression est lente et l'affection est sujette à des rechutes. Lorsque les hémorragies récidivent souvent, le corps vitré ne s'éclaircit plus complètement et il s'y développe en masse du tissu conjonctif et, plus tard, un décollement de la rétine.

Comme traitement on insistera surtout sur les toniques généraux : hydrothérapie, cure d'air et d'altitude, fer. Localement le traitement a peu d'action ; on essayera l'application de petits sinapismes à la tempe et l'injection sous-cutanée, au voisinage de l'orbite, de deux ou trois gouttes d'ergotinine de Tanret, tous les deux jours. Sourdille a préconisé, et je les ai essayées avec assez de succès, les injections sous-conjonctivales de la solution suivante :

Eau	30 gr.
Iodure de potassium	1 gr.
Iode métallique	0 gr. 02

Troubles de réfraction ; asthénopies. — Les adolescents peuvent présenter les mêmes troubles de réfraction que les enfants, et nous ne reviendrons pas sur les signes de l'hypermétropie, de la myopie, de l'astigmatisme, qui nous ont déjà occupés.

Toutefois des troubles dus à la fatigue de l'accommodation se présentent souvent ici suivant un mécanisme particulier et en dehors de tout vice de réfraction : hypermétropie ou astigmatisme ; les troubles de la convergence, l'insuffisance des droits internes, peuvent également se manifester sans qu'il existe de la myopie. Ces troubles dynamiques de l'œil chez les adolescents s'observent par le fait de l'anémie, de la chlorose, ou dans certaines convalescences, et se voient surtout chez les jeunes filles.

La fatigue ciliaire due à l'excès de travail accommodatif, ce qui est le cas le plus fréquent, occasionne des troubles dits *asthénopiques* qui se caractérisent par des douleurs de tête, un sentiment de poids autour des yeux, au front, et des brouillards visuels survenant après quelques instants d'application. D'ordinaire, c'est au bout d'un quart d'heure à vingt minutes que tout travail devient impossible.

En pareil cas, s'il n'y a que de l'anémie et pas d'hypermétropie, on prescrira des verres *convexes* faibles, les premiers numéros de la série. S'il existe de l'hypermétropie ou de l'astigmatisme, c'est la correction du défaut de réfraction qui fera cesser lès troubles asthénopiques.

Les troubles de la convergence, l'*insuffisance des droits internes*, plus rares que l'asthénopie et qui se rencontrent surtout chez les myopes, ont pour caractère particulier d'occasionner des phénomènes de diplopie plutôt que des troubles visuels ; les sujets atteints d'insuffisance musculaire arrivent à voir double au bout de quelques minutes d'application. On corrige ces accidents avec des verres prismatiques à base interne.

En même temps la déchéance vitale ou nerveuse, l'anémie, la chlorose des sujets atteints de ces divers troubles dynamiques, seront traitées par les moyens appropriés et qui relèvent de la médecine générale.

V. — AFFECTIONS ET HYGIÈNE DES YEUX CHEZ L'ADULTE

De la vingtième année jusqu'à cinquante ans environ, pendant l'âge adulte, les affections oculaires tendent à intéresser de plus en plus le globe oculaire lui-même et surtout ses parties profondes, nerf optique et membranes visuelles. Les maladies des parties externes de l'œil, les blépharites, conjonctivites, kératites, tout en étant encore assez fréquentes, perdent de la prépondérance qu'elles avaient aux âges précédents. Ceci tient à ce fait que c'est à l'âge adulte que se développent les manifestations des diathèses, telles que la syphilis et l'arthritisme, qui intéressent de préférence les membranes profondes de l'œil et le nerf optique. Il n'existe pas réellement de maladie oculaire caractéristique de l'âge adulte; aussi devrons-nous passer en revue les principales affections des diverses parties de l'organe de la vision.

Conjonctive et paupières. — La *conjonctivite granuleuse*, le trachome, se retrouve chez l'adulte comme chez les adolescents, mais ici nous voyons, en général, l'affection à sa dernière période, au stade de régression et de cicatrisation vicieuse des paupières. La rétraction cicatricielle du tarse supérieur engendre l'enroulement plus ou moins prononcé, en dedans, de la rangée des cils, ce qu'on désigne sous le nom (*fig.* 44) d'*entropion*. Le *trichiasis,* qui est une conséquence de l'entropion, est une déviation des cils, qui se dressent dans toutes les directions. Il en résulte une irritation constante de la cornée et de la conjonctive, par les cils qui forment brosse, et, comme conséquences ultimes, la formation d'un pannus épais de la cornée et un dessèchement de la conjonctive accompagné de brides cicatricielles. En même temps, la fente palpébrale se rétrécit, augmentant ainsi la difficulté du jeu des paupières.

Si la déviation en dedans est limitée à quelques cils seulement, on se bornera à les arracher avec une pince spéciale, ou bien à en détruire le bulbe au moyen de l'électrolyse, ou, plus simplement, d'une aiguille rougie au feu.

Lorsque l'entropion est prononcé, il sera nécessaire de pratiquer une opération capable de retourner en totalité le bord palpébral en haut et en dehors; en même temps, pour remédier à l'ankylo-blépharon, ou réduction de la fente palpébrale, on pratiquera le débridement, aux ciseaux droits, de l'angle externe des paupières. Cette opération très simple est indiquée aussi dans certaines conjonctivites avec œdème considérable des paupières et qui s'accompagnent d'un blépharospasme incoercible. En pareil cas le débridement de l'angle externe de l'œil, d'un simple coup de ciseaux poussé jusqu'au rebord orbitaire, agit favorablement en faisant

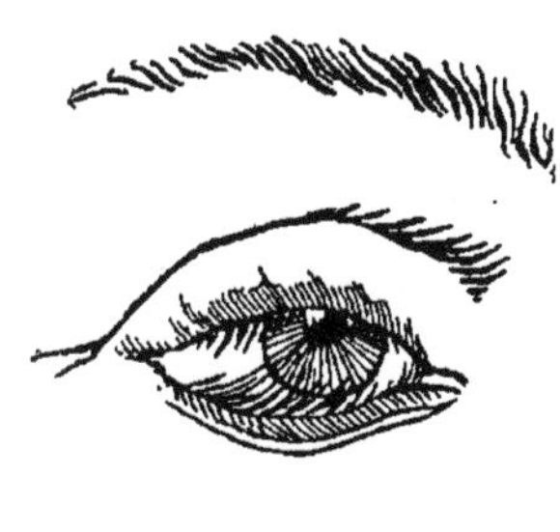

Fig. 44. — Entropion.

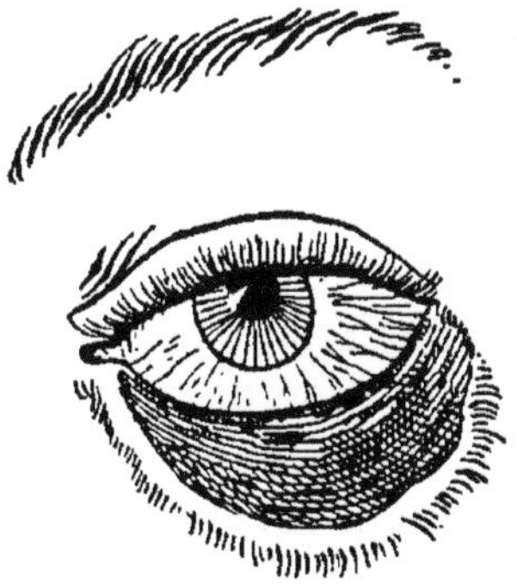

Fig. 45. — Ectropion.

tomber la contraction du muscle orbiculaire et aussi par le fait de la petite saignée locale qui en résulte.

A côté de l'entropion (paupière en dedans), nous devons décrire l'*ectropion* (*fig.* 45), qui est une infirmité dans laquelle la paupière est retournée en dehors et la muqueuse exposée à l'air. Dans cet état l'œil se ferme difficilement et incomplètement et il en résulte à la longue des altérations très graves de la cornée. L'ectropion est causé le plus souvent par la rétraction cicatricielle de brûlures de la face, brûlures de vitriol, à la suite de chutes dans le feu, etc. Il n'est curable, comme l'entropion, que par des opérations assez graves.

Nous ne reparlerons pas des kystes des paupières ou chalazions, qui ont été décrits et figurés au chapitre précédent.

Conjonctivite subaiguë. — Les adultes sont moins que les enfants sujets aux inflammations très aiguës de la conjonctive, exception faite cependant pour la conjonctivite blennorrhagique aiguë, qui est, d'ailleurs, assez peu fréquente. Il est cependant une forme de conjonctivite qui se montre très communément chez l'adulte et est assez rare aux autres âges de la vie, c'est la *conjonctivite simple*, appelée aussi *conjonctivite subaiguë* (Morax) ou *blépharo-conjonctivite* parce que le bord des paupières est un peu atteint, et qu'elle représente le type de ce qui est populairement dénommé « coup d'air » ou encore parfois « cocotte ».

Les sujets atteints de cette forme de conjonctivite se plaignent de cuisson, de démangeaisons aux yeux, marquées principalement le matin au réveil et le soir aux lumières. Dans la journée ils éprouvent constamment la sensation de gravier dans l'œil, symptomatique des irritations conjonctivales. A l'examen, l'œil n'apparaît pas très atteint lui-même, mais le bord des paupières est un peu rose et humide, surtout aux angles, qui sont rouges et baveux : d'où le nom de *conjonctivite angulaire* qui a été aussi donné à cette maladie ; si on écarte un peu la paupière inférieure, on voit que la conjonctive palpébrale est très rouge et qu'il existe parfois, au fond du cul-de-sac, un petit filament muqueux.

Cette conjonctivite est due, ainsi que l'a démontré Morax, à un microorganisme particulier, le diplobacille ; elle est un peu contagieuse, et il est ordinaire d'en voir atteints tous les membres d'une même famille, lorsqu'ils sont peu soigneux et qu'ils font usage des mêmes linges de toilette.

Le traitement en est d'ailleurs facile et rapidement efficace. On prescrira l'instillation biquotidienne d'un collyre au sulfate de zinc à 1 pour 100, précédée d'un lavage à la solution de cyanure d'hydrargyre à 60 centigrammes pour 1 litre d'eau distillée.

Certains ouvriers sont exposés professionnellement à des irritations de la conjonctive et du bord des paupières, qui atteignent parfois à l'état de conjonctivite catarrhale. Telle est l'affection connue sous le nom de *mitte des vidangeurs*, et la blépharo-conjonctivite qui s'observe chez les ouvriers filateurs, cardeurs de laine ou, d'une façon générale, chez ceux qui sont exposés à des poussières ou à des vapeurs irritantes de produits chimiques. On prescrira des lavages antiseptiques, l'instillation d'un collyre au sulfate de zinc ou au nitrate d'argent à 1 pour 100 s'il existe de la sécrétion purulente, ou simplement l'application d'une pommade à l'iodoforme à 3 pour 100 s'il n'y a pas de pus dans les culs-de-sac. — En général, une hygiène soignée des yeux, des lavages pratiqués matin et soir avec une solution boriquée ou boratée fraîchement préparée suffiront à prévenir le développement ou le retour de pareils accidents.

Corps étrangers. — Beaucoup d'ouvriers sont exposés à avoir des corps étrangers dans l'œil; de même chacun peut recevoir des grains de poussière ou de charbon en chemin de fer, dans la rue, etc. Ces corps étrangers s'implantent souvent directement sur la cornée et on les y aperçoit facilement, ou bien ils voyagent dans l'œil, et dans ce cas ils s'arrêtent toujours sous la paupière supérieure, qu'il faut retourner pour les apercevoir. Après une instillation de cocaïne et retournement de la paupière supérieure, on enlève facilement les corps étrangers mobiles à la surface de la conjonctive. On trouvera figurée plus loin (page 83) la manœuvre nécessaire au retournement de la paupière supérieure ; cette manœuvre est facile à exécuter, à la condition que le patient regarde fortement en bas, vers la terre. Pour voir l'envers de la paupière inférieure, il faut au contraire faire regarder en haut, mais c'est très facile, et la paupière se retourne d'elle-même.

Les corps étrangers implantés dans la cornée nécessitent l'emploi d'une aiguille pour les déloger de leur place. Avec la cocaïne cette petite opération est facile et le patient ne ressent aucune douleur. Un moyen populaire mais pratique consiste à introduire sous la paupière un anneau, telle une alliance par exemple, qu'on fera rouler sous la paupière fermée. Cet anneau étant mousse aux bords ne peut blesser l'œil, et son mouvement déplacera, puis fera sortir le corps étranger de sa place. Ce procédé de fortune sera employé faute de mieux.

Cornée; kératites. — A l'âge adulte, une des formes les plus communes de kératite, comme aussi une des plus graves, est l'ulcère à hypopyon. Cette kératite (*ulcus rodens*, ulcère infectieux, serpigineux, rongeant, etc.) s'observe avec prédilection chez les sujets débilités ou en état de surmenage physique, qui offrent une irritation chronique de la conjonctive et des paupières, par le fait d'une exposition constante à des poussières irritantes par exemple. Les individus qui souffrent d'une affection des voies lacrymales et qui ont une conjonctive déjà infectée par la dacryocystite, ou inflammation lacrymale, offrent un terrain extrêmement favorable au développement de la kératite à hypopyon. Chez eux l'ulcère prendra très vite une tournure très grave et il est ordinaire que la cornée tout entière soit vouée à la destruction.

Cette kératite est fréquente chez les moissonneurs en raison de deux circonstances qui se trouvent rassemblées chez ces sujets, du surmenage extrême des individus et de l'irritation vive des paupières par la poussière du battage des récoltes; qu'une barbe de blé, aiguë, vienne érailler la cornée, aussitôt un ulcère infectieux se développera. Pour cette raison, on appelle souvent cette maladie : *kératite des moissonneurs*. Les ouvriers des villes, par le fait des corps étrangers fréquents de la cornée, sont aussi très exposés aux mêmes accidents. Cette maladie, en raison de ces causes spéciales,

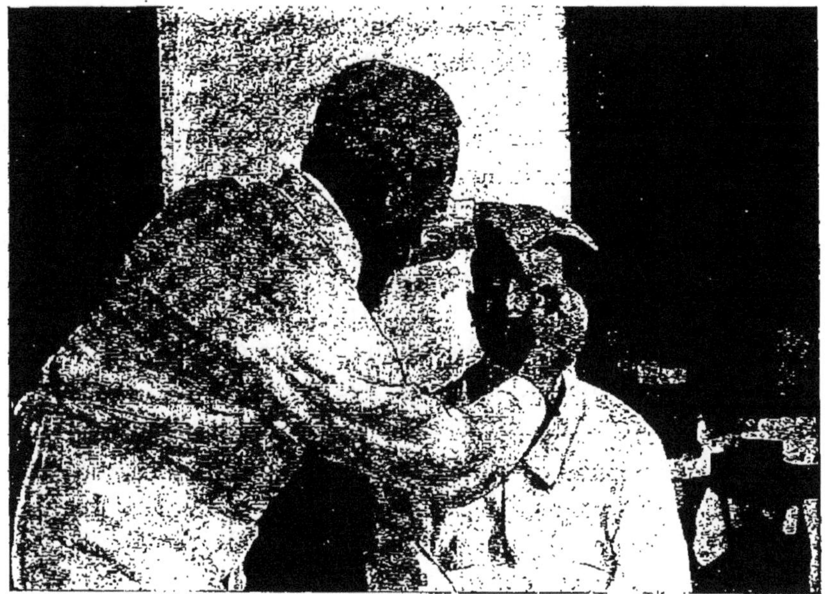

(1er temps).

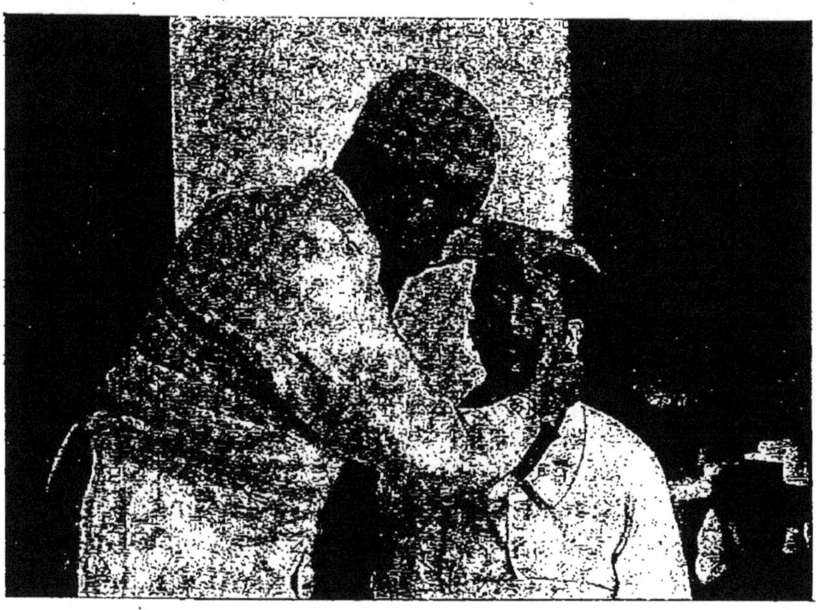

Fig. 46. — Retournement des paupières (2e temps).

est surtout une maladie masculine; on ne la voit guère chez les femmes que quand il existe de la dacryocystite.

L'affection s'annonce par une douleur assez vive de l'œil, s'irradiant au pourtour de l'œil; ce n'est plus la sensation de cuisson symptomatique de la conjonctivite, mais une brûlure profonde et même parfois des élancements. L'œil devient sensible à la lumière et pleure. En même temps on observe une injection sanguine, partielle ou totale, mais s'accusant au pourtour de la cornée ; la rougeur est nettement plus marquée auprès du limbe que dans le reste de la conjonctive bulbaire. Il n'y a pas de sécrétion purulente conjonctivale. Les paupières sont légèrement gonflées. Au niveau de la cornée on aperçoit une partie ulcérée, grise ou jaune, plus ou moins étendue, et à la partie la plus déclive de la chambre antérieure, un épanchement purulent jaunâtre. La cornée tout entière, en dehors de la partie ulcérée, est ordinairement trouble, infiltrée de leucocytes*. Parfois, bien que l'ulcère semble très petit, il n'en existe pas moins un vaste hypopyon et une infection profonde de l'œil. Les cas graves sont cependant ceux dans lesquels la destruction ulcéreuse a atteint la plus grande surface de la cornée. A ce moment la douleur est moins vive et la photophobie moins prononcée ; et, en effet, les nerfs superficiels de la cornée étant détruits par les progrès de l'ulcération, les sensations réactionnelles se trouvent atténuées.

Le traitement consistera surtout en une désinfection vigoureuse du foyer septique. Avec une solution de cyanure d'hydrargyre à 1/1500 ou de sublimé à 1/2000, on lavera les culs-de-sac conjonctivaux et aussi les voies lacrymales, après débridement, si elles sont malades. Comme topiques, des applications d'aristol ou d'iodoforme en poudre ou en pommade, des attouchements de l'ulcère avec la teinture d'iode, l'eau oxygénée, l'eau chlorée fraîche et surtout des instillations d'un collyre au bleu de méthylène à 1/200, répétées plusieurs fois par jour.

Les injections sous-conjonctivales de sublimé à 1/5000 trouveront ici une excellente application.

Une fois l'œil désinfecté, on le placera sous un pansement ouaté sec, maintenu par un bandeau. Si le malade ne présente pas de dacryocystite, il sera avantageux de laisser le pansement en place pendant trois ou quatre jours; ce pansement rare enraye merveilleusement les ulcères simples au début. S'il existe de la dacryocystite, le pansement rare devient un danger; on renouvellera la toilette antiseptique et le pansement plusieurs fois par jour.

Les complications graves de la kératite ulcéreuse, l'extension incoercible de l'ulcère et l'hypopyon, devront être traitées par les cautérisations ignées avec le galvanocautère et l'ouverture large de la cornée.

Certaines kératites, dites *herpès de la cornée*, sont caractérisées par de petites ulcérations en forme de *coup d'ongle* siégeant au pourtour de la cornée, au voisinage du limbe. Ces kératites, à répétition, survenant surtout chez les femmes, coïncident souvent avec le retour des périodes menstruelles. Le traitement consistera dans des applications de bleu de méthylène et d'une pommade à l'iodoforme. On peut même prévenir ces poussées par l'application préventive de la pommade iodoformée avant l'époque présumée des règles lorsqu'elles coïncident avec elles.

Il est une autre forme de kératite des adultes qui se rapproche de la kératite interstitielle des adolescents, et qui, celle-là, dans la grande majorité des cas, s'observe chez les femmes; c'est une infiltration blanchâtre des parties périphériques de la cornée qui coïncide ordinairement avec une injection et une tuméfaction des régions voisines de la sclérotique. C'est de la *sclérite* unie à de la kératite et cette affection est assez fréquente chez les femmes à menstruation difficile. Certaines sont tourmentées par des poussées répétées de cette *scléro kératite* pendant toute leur vie menstruelle.

Chaque poussée de la maladie s'accompagne de douleurs vives et profondes du globe, s'irradiant au front et à la tempe; surviennent en même temps de la photophobie, du blépharospasme et du larmoiement dès que la patiente veut essayer d'ouvrir l'œil. La cornée est infiltrée partiellement et l'opacité interstitielle se présente sous la forme de segments ou de demi-lune blanchâtres, sans ulcération extérieure. La conjonctive au voisinage est un peu gonflée, formant un soulèvement solide, de teinte lie de vin, caractéristique de la sclérite.

Comme traitement de la période aiguë, des calmants locaux, l'instillation d'un collyre à la cocaïne et à l'atropine (eau, 10 grammes; atropine et cocaïne, de chaque 0 gr. 05); puis des frictions sur le front et les tempes avec l'onguent napolitain belladoné. Au bout de quelques jours, pour hâter la résolution de la sclérite et de la kératite qu'elle tient sous sa dépendance, un des moyens les meilleurs sera de toucher le foyer scléral avec la pointe fine du galvanocautère ou un crochet à strabisme rougi au feu. Le traitement général comportera des iodures, car le lymphatisme est souvent en cause, ou encore des préparations de colchique, s'il s'agit d'un sujet rhumatisant; on a rattaché, en effet, la sclérite aux accidents de la goutte. En pareil cas et au début, pendant les phénomènes aigus, on administrera du salicylate de soude ou de lithine à l'intérieur.

Voies lacrymales. — C'est chez l'adulte que les affections des voies lacrymales acquièrent le plus d'intensité et de fréquence. Ces affections, qui dépendent toutes d'une étroitesse ou d'un rétrécissement des canaux lacrymaux ou du canal nasal, vont en croissant d'importance et de gravité depuis le larmoiement simple jusqu'au phlegmon du lac lacrymal.

Larmoiement simple. — L'œil est simplement humide et larmoyant, soit constamment, soit seulement à l'air et au vent froid. Pas de suppuration ni de larmes épaisses. Traitement : instillations de sulfate de zinc et, en cas d'insuccès, débridement du canal et passage des sondes.

Dacryocystite. — Quant l'affection s'aggrave, l'œil donne un peu de pus à l'angle interne, vers le larmier, ou bien il sort de ce point, à la pression, des larmes un peu épaisses. Le larmoiement est alors constant et ici le sulfate de zinc n'a plus d'action. Il faut de suite débrider largement, passer des sondes et même désinfecter par des lavages le conduit nasal.

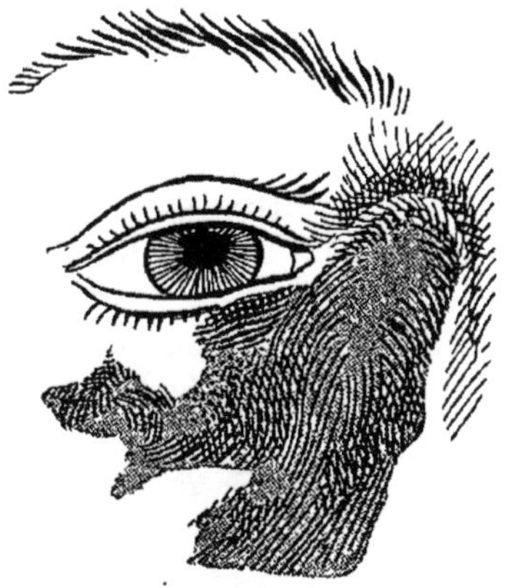

Fig. 47. — Dacryocystite phlegmoneuse.

Dans la dacryocystite chronique, le sac lacrymal est toujours élargi et dilaté; parfois il est tellement distendu qu'il forme tumeur à l'angle interne de l'œil : c'est la tumeur lacrymale.

Phlegmon et fistules lacrymales. — Souvent à la suite d'une infection intercurrente ou d'un coup de froid, la dacryocystite devient aiguë et phlegmoneuse.

L'angle interne des paupières se montre alors gonflé, rouge et très douloureux à la pression avec des élancements. L'aspect est celui d'un érysipèle de la face, avec qui on peut le confondre. Cet état est le *phlegmon du sac* (*fig.* 47). Le gonflement cependant devient de plus en plus marqué au niveau de l'angle interne et là se forme bientôt une tumeur fluctuante* ou *abcès lacrymal* (*fig.* 48), qui ne laisse plus de doute pour le diagnostic. Si les choses suivent leur cours, l'abcès finit par s'ouvrir au dehors par une ouverture déchiquetée à la peau : c'est la *fistule lacrymale* (*fig.* 49). Il est mauvais de laisser une fistule se former d'elle-même et l'ouverture chirurgicale de l'abcès est préférable.

Auparavant on cherchera à faire avorter le phlegmon par

des applications émollientes de cataplasmes à la fécule arrosés d'eau blanche; une fois la détente obtenue, la dacryocystite sera traitée comme dans le cas précédent par un large débridement des voies naturelles suivi de cautérisation et de lavage.

Iris; iritis. — L'âge adulte est l'âge des iritis idiopathiques, syphilitiques ou rhumatismales. On n'observe guère cette maladie pendant l'adolescence, non plus que dans la

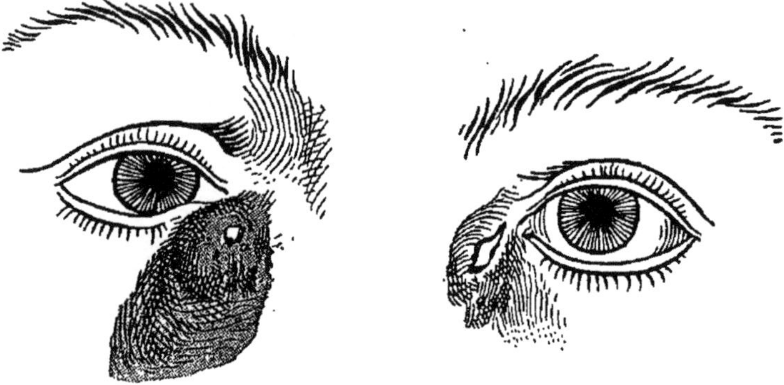

Fig. 48. — Abcès lacrymal. Fig. 49. — Fistule lacrymale.

vieillesse ; dans l'âge avancé, les manifestations diathésiques n'offrent guère l'acuité qui caractérise l'iritis. Il existe certains signes spéciaux pouvant permettre de distinguer l'iritis rhumatismale de l'iritis syphilitique, mais le diagnostic se fait beaucoup plus sûrement par les commémoratifs et l'examen général. D'ailleurs ce diagnostic n'a qu'un assez faible intérêt, car le traitement local, qui est le plus important de beaucoup, est exactement le même dans les deux cas.

Ce qu'il est tout à fait nécessaire de connaître, et ce qui demande à être nettement posé, ce sont les signes évitant de confondre l'iritis aiguë avec une conjonctivite, d'une part, et avec le glaucome, d'autre part. Ce sont là, ainsi que j'en ai vu de nombreux exemples, des erreurs de diagnostic où tombent facilement les médecins non spécialisés; et rien n'est plus grave, car le traitement propre de chacune de ces maladies devient dangereux s'il est appliqué aux deux autres.

L'iritis aiguë, qu'elle soit rhumatismale ou syphilitique, s'annonce par des douleurs dans l'œil et qui s'irradient au front et à la tempe. En même temps il existe de la photophobie, et du larmoiement quand on cherche à ouvrir l'œil. La rougeur est marquée surtout au pourtour de la cornée et, de plus, l'iris apparaît terne et comme rouillé sur les yeux bruns. Il n'y a aucune sécrétion de la conjonctive, rien que des larmes en abondance.

Il est assez facile de distinguer l'iritis d'une conjonctivite. L'existence d'une sécrétion purulente ou muco-purulente pathognomonique de la conjonctivite manque absolument dans l'iritis. De plus, la douleur de la conjonctivite consiste essentiellement dans une sensation de gravier, localisée sous les paupières; dans l'iritis, ce sont des douleurs irradiées au front et à la tempe. Enfin la rougeur de la conjonctivite est générale et de teinte vermillon, tandis que celle de l'iritis, plus sombre, se limite au pourtour du limbe cornéen.

Le diagnostic avec le glaucome est un peu plus malaisé, mais il est essentiel à établir, car l'atropine, qui est le remède par excellence de l'iritis, est d'un effet déplorable dans le glaucome.

Dans le glaucome il y a, comme dans l'iritis, absence de sécrétion, rougeur périkératique, aspect terne de l'iris, douleurs profondes et irradiées. Mais il est un signe très important de cette maladie, c'est la diminution de profondeur de la chambre antérieure; l'iris paraît bomber sous la cornée. De plus, la pupille est ovoïde, immobile, tandis que dans l'iritis elle est ronde ou un peu irrégulière. Enfin, dans le glaucome, l'œil est *très dur* au palper, ce qui est le fait capital. Ajoutons que les douleurs du glaucome sont infiniment plus intolérables que celles de l'iritis, plus profondes et siégeant surtout dans la tête et même l'occiput; dans une crise très aiguë de glaucome les patients croient que leur mal est dans le crâne. Nonobstant, la rougeur oculaire, le blépharospasme, le larmoiement, sont plutôt moindres dans le glaucome que dans l'iritis aiguë.

Une iritis aiguë dure un mois à six semaines en moyenne. Le topique fondamental est l'atropine. Au début on instillera, 4 et 6 fois par jour, de la solution d'atropine à 1 pour 100, et on continuera, à la dose de 1 à 2 instillations par jour, jusqu'à ce qu'il n'existe plus aucune injection périkératique. En même temps on prescrira, que l'iritis soit ou non syphilitique, des frictions sur le front avec l'onguent napolitain belladoné, chaque soir. Si les douleurs sont vives, trois ou quatre sangsues à la tempe réussiront à les calmer; plus tard, à la période régressive*, les derniers phénomènes inflammatoires seront combattus par l'application, à la tempe, de un ou de plusieurs vésicatoires (le vésicatoire liquide est d'application commode). Les rhumatisants recevront, en outre, du salicylate de soude à la dose ordinaire; mais pour les syphilitiques, aux frictions hydrargyriques du front seront adjointes des injections mercurielles ou un traitement interne approprié.

Le malade, pendant la durée des phénomènes aigus, portera un bandeau noir, des lunettes fumées, ou même se confinera à la chambre noire.

Un assez grand nombre de femmes, surtout celles qui ont des antécédents scrofuleux, présentent, au moment de leurs règles principalement, des poussées d'iritis subaiguës, caractérisées par une rougeur périkératique faible, quelques douleurs, un peu de photophobie; ces accès s'amendent spontanément, en quelques jours, laissant derrière eux des traces exsudatives sous forme d'adhérences de l'iris (*synéchies*) au cristallin.

Il faut apporter une grande attention à surveiller ces poussées iritiques qui aboutissent à des occlusions pupillaires complètes, à des cataractes secondaires, lesquelles deviennent justiciables d'opérations hasardeuses. Au moment des accès il convient de multiplier les instillations d'atropine et d'user des frictions mercurielles; dans l'intervalle, un traitement tonique approprié.

Rétine, choroïde, nerf optique. — Les parties profondes de l'œil, membranes rétinienne ou choroïdienne, nerf optique, sont souvent le siège de lésions primitives chez l'adulte. Pour en établir le diagnostic, il faut recourir à l'examen ophtalmoscopique, peu familier d'ordinaire aux médecins non spécialisés ; disons seulement que les *choroïdites* s'accompagnent habituellement de photopsies ou vision d'étincelles, de quelques douleurs frontales, de phénomènes de mouches volantes, lumineuses ou non; dans les *rétinites,* la diminution de la vision est progressive, et l'on retrouvera souvent chez le malade la preuve urinaire du diabète, de l'albuminurie, ou les signes de l'artériosclérose*. Les *atrophies du nerf optique*, également progressives, mais plus lentes encore, sont plus régulièrement binoculaires que dans le cas précédent; on devra rechercher avec soin le tabes ou l'intoxication nicotino-alcoolique, qui fournit chez les hommes un très fort contingent d'*amblyopies toxiques*, avec l'atrophie optique comme terminaison. Hormis les cas où ces amblyopies de causes profondes sont dues à l'albuminurie, au diabète, ou à l'alcoolisme, on devra admettre la probabilité de la syphilis. D'ailleurs, au point de vue thérapeutique, le diagnostic de la cause importe assez peu, car les lésions des membranes profondes de l'œil, de quelque nature qu'elles soient, ne sont guère traitées (je ne dis pas avec succès) que par le traitement hydrargyrique, associé ou non à l'administration de l'iodure de potassium.

Décollement de la rétine. — Une affection profonde et très grave de l'œil s'observe assez fréquemment chez les adultes myopes, surtout chez ceux, comme c'est souvent le cas, qui se livrent à des travaux fatigants, ayant une forte myopie ; c'est le *décollement de la rétine*. La lésion survient brusquement et se caractérise par la disparition plus ou moins absolue d'une partie du champ visuel. Le matin, après le repos de la nuit, la vue se montre en général meilleure. Ces deux signes suffiront à faire reconnaître la maladie, dont le traitement ne peut être entrepris que par un spécialiste; le pronostic en est d'ailleurs très sombre.

Paralysies. — Chez les adultes on observe aussi, avec plus de fréquence qu'aux autres âges de la vie, des *paralysies* des muscles de l'œil ; c'est le moment où le tabes (ataxie locomotrice) fait son apparition par des paralysies oculaires fugaces, surtout les paralysies du muscle grand oblique (nerf pathétique) ; d'autres fois, les paralysies motrices de l'œil sont purement syphilitiques, sans que le tabes soit en cause. Certaines paralysies intrinsèques de l'œil, paralysies de l'iris et de l'accommodation, sont simplement d'origine nerveuse, hystériques ou psychopathiques, et ce ne sont point les moins rebelles. Les paralysies oculaires ne se manifestent pas toujours par le signe évident de la diplopie ou vision double; le plus souvent même, et surtout au début, les malades ne se plaignent que de voir trouble. Toutefois leur attitude, leur port de la tête, qui est penchée ou contournée, leur remarque que la diplopie apparaît dans certaines conditions, ne permettent pas une longue hésitation. L'examen de la diplopie, en plaçant un verre rouge devant un œil et en faisant fixer une bougie à distance, lèvera tous les doutes. D'autres fois la paralysie est limitée au releveur de la paupière; celle-ci ne peut se soulever et cet état est connu sous le nom de *ptosis* (*fig.* 50). Le traitement des paralysies oculaires est celui de la

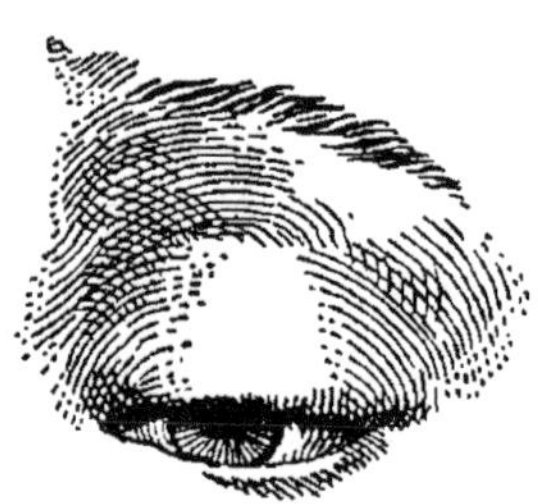

Fig. 50. — Ptosis.

syphilis tertiaire : frictions ou injections hydrargyriques ; ensuite, administration de l'iodure à l'intérieur. Les paralysies neurasthéniques de l'iris résistent à tous les traitements, et celles qui relèvent du tabes sont, en général, transitoires.

Nous aurons achevé de signaler les principales affections oculaires de l'adulte quand nous aurons dit quelques mots de la *presbytie,* qui prend naissance normalement de quarante-cinq à cinquante ans. Toutefois chez les hypermétropes et les astigmates, elle se manifeste beaucoup plus tôt.

L'apparition des phénomènes de fatigue accommodative, à un âge un peu précoce pour la presbytie, est une forte présomption, en effet, qu'il existe de l'astigmatisme qui, jusque-là, était resté ignoré, ou un peu d'hypermétropie. On voit des personnes, ayant joui jusqu'alors d'une vision parfaite, de près comme de loin, et qui vers trente-cinq ans s'étonnent et s'indignent d'avoir la vue fatiguée, refusant de croire à la nécessité de porter des verres correcteurs, à leur âge ! Or, ces sujets sont des astigmates ou des hypermétropes, des astigmates surtout, qui jusque-là employaient une partie de leur accommodation à corriger leur défaut de réfraction ; rien d'étonnant, par conséquent, que la lassitude accommodative, l'épuisement ciliaire qui caractérise la presbytie, survienne pour eux quelques années plus tôt que chez ceux qui n'usaient, de leur puissance accommodative, que la quotité normale. On reconnaîtra les troubles de réfraction précités par les signes que nous avons déjà indiqués et on les corrigera par des verres sphériques simples pour les hypermétropes, et des sphérocylindriques pour les astigmates.

La presbytie normale, qui se montre vers quarante-cinq ans, et s'annonce par la tendance qu'éprouvent les sujets à éloigner leur livre ou leur journal de leurs yeux, sera corrigée par les premiers numéros des verres convexes.

VI. — AFFECTIONS DES YEUX CHEZ LE VIEILLARD

Chez le vieillard, comme chez l'enfant, les yeux présentent une tendance marquée aux altérations des parties externes; en effet les blépharites, les dacryocystites, certaines conjonctivites et kératites se montrent avec facilité chez le vieillard. Le fait tient à certaines déformations des paupières qui rendent l'œil moins apte à se défendre contre les infections du dehors. D'ailleurs, l'œil du vieillard est facilement aussi le siège d'altérations profondes; on connaît la fréquence de la cataracte, dont l'opération est de beaucoup la plus fréquente de celles que nous offre à pratiquer l'organe de la vision. Chez le vieillard se voient aussi le glaucome, des hémorragies de la rétine et, comme chez l'adulte, des paralysies oculaires.

Conjonctive et paupières. — La conjonctivite simple, angulaire, dite aussi blépharo-conjonctivite, n'est pas rare chez le vieillard, où elle présente les mêmes caractères que chez l'adulte : rougeur marquée aux angles de l'œil, aspect baveux des bords palpébraux, cils collés le matin. Le collyre à 1 pour 100 de sulfate de zinc permettra d'en venir rapidement à bout.

La conjonctivite granuleuse, le trachome, prend souvent chez le vieillard un caractère aigu. Dans ces cas les paupières sont doublées d'un lit épais de granulations rouges, tomenteuses*, sécrétant un muco-pus assez liquide; ordinairement la cornée est prise et couverte d'un lacis vasculaire plus ou moins épais (pannus). Cette conjonctivite granuleuse aiguë se traite comme une ophtalmie purulente par des irrigations antiseptiques et des instillations d'un collyre au nitrate d'argent à 2 et 1 pour 100. Lorsque la période aiguë est passée, il faut en venir aux traitements mécaniques, brossages, scarifications, etc.

Il est deux affections de la conjonctive qui sont propres au vieillard ou qui se voient surtout chez lui, ce sont la pinguecula et le ptérygion, le second étant souvent la conséquence de la première.

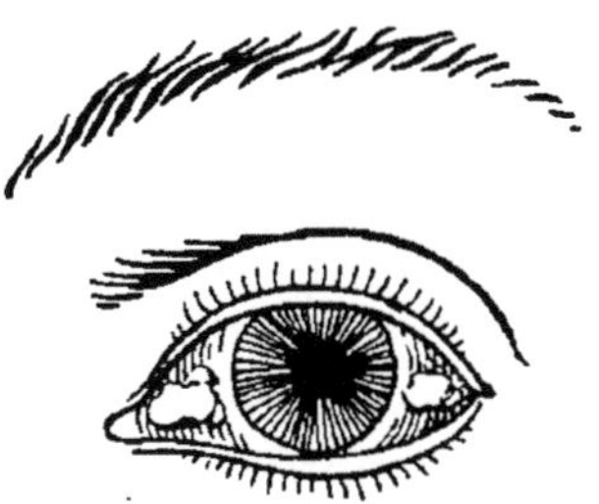

Fig. 51. — Pinguecula.

La *pinguecula* (*fig.* 51) est une petite tumeur jaunâtre qui pousse sous la conjonctive bulbaire, en dedans de la cornée, dans le méridien horizontal. C'est un épaississement du tissu cellulo-graisseux sous-muqueux, et cet épaississement est favorisé par la fermeture des paupières qui se rejoignent en ce point. La pinguecula se développe lentement, ne prend jamais de grandes proportions, reste sans danger aucun et n'occasionne aucune gêne; toutefois elle inquiète parfois beaucoup les sujets qui en sont atteints. Au besoin on la détruirait avec la pointe du galvanocautère ou un crochet à strabisme rougi.

Le *ptérygion* (*fig.*.52) est un épaississement triangulaire de la conjonctive qui occupe presque toujours la partie interne de la cornée, au niveau du méridien horizontal; le sommet du triangle s'avance progressivement du bord de la cornée vers son centre. Quand le ptérygion arrive à gêner la vision ou les mouvements de l'œil, il faut en débarrasser le patient. Il n'existe, en effet, aucun moyen autre que l'action chirurgicale de traiter le ptérygion.

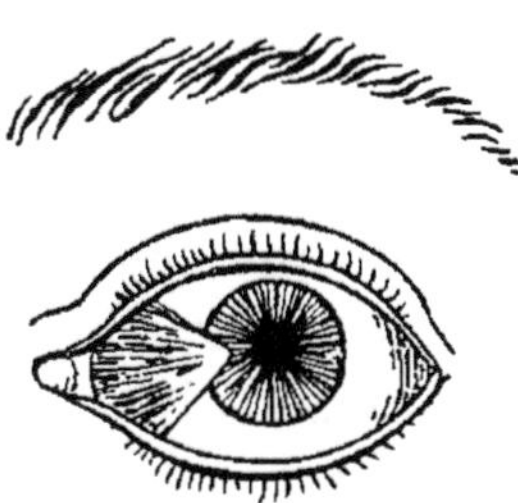

Fig. 52. — Ptérygion.

Parmi les affections des paupières qui sont propres à l'âge avancé, il en faut noter deux : l'ectropion muqueux et l'entropion spasmodique de la paupière inférieure; ces deux affections sont dues au relâchement sénile et au défaut de tonicité de la peau, que présentent certains sujets âgés.

L'*ectropion muqueux des vieillards*, ou renversement en dehors de la paupière, commence ordinairement par l'angle interne de l'œil et amène, dès son début, une éversion en dehors du point lacrymal inférieur, laquelle occasionne un larmoiement abondant. Ce larmoiement engendre une irritation chronique du rebord palpébral qui augmente la tuméfaction de la muqueuse et favorise ainsi l'éversion de la paupière. Peu à peu, grâce à ce cercle vicieux, les lésions augmentent d'intensité, et le bord palpébral inférieur tout entier se renverse en dehors, tandis que la muqueuse fait saillie en bordure, rouge, tomenteuse, épaissie.

Au début, des cautérisations un peu énergiques de la muqueuse ectropionnée, avec du nitrate d'argent en solution ou le crayon mitigé, peuvent enrayer la marche de l'ectropion. Quand l'éversion s'est étendue à tout le rebord de la paupière, le redressement chirurgical est seul efficace.

L'*entropion spasmodique,* ou enroulement de la paupière en dedans, se voit chez les vieillards à peau flasque et ridée, à paupières inférieures tombantes. Chez ces sujets, le clignement des yeux amène la paupière *inférieure* à se retourner en dedans, de telle sorte que la rangée des cils se trouve parfois retournée entièrement dans le cul-de-sac conjonctival inférieur. Au début, c'est dans l'application des yeux à la lecture ou au travail que le phénomène se produit, et alors incomplètement, de façon que les cils se retournent à demi seulement et ne viennent frotter contre la cornée que par leur extrémité. Quoi qu'il en soit, le résultat de cet état de choses est une irritation constante de la conjonctive et de la cornée frottées par cette brosse ciliaire ; le patient se plaint de douleurs vives, ne pouvant continuer à travailler ni à lire. En l'examinant, on se rend facilement compte que cet entropion n'est dû qu'au spasme de l'orbiculaire agissant sur une paupière flasque et dépourvue de tonicité ; en effet, la moindre action du doigt suffit à détourner la paupière de sa position vicieuse et à la remettre en place.

Au début, un traitement facile à exécuter, non douloureux et pour cette raison fort apprécié des malades, consiste à apposer chaque jour, avec un pinceau, une couche de collodion *non élastique* juste en dehors de la rangée des cils, sur la peau de la paupière. La rétraction du collodion lutte avec succès contre la tendance de la paupière à s'enrouler en dedans. Seulement ce traitement, tant minime soit-il, est astreignant puisqu'il doit être répété chaque jour; puis, souvent le collodion ne tient pas toute la journée et il faut recommencer.

Lorsque les malades, las de cette petite infirmité, voudront s'en faire débarrasser, on pourra employer la cautérisation linéaire ignée, consistant en une raie de feu pratiquée en dehors des cils et conduite *profondément* jusque de l'autre côté du muscle orbiculaire de la paupière. Un autre moyen consiste dans les sutures de Gaillard. Ce sont des fils passés verticalement à travers la peau, sur une étendue de 1 ou 2 centimètres, puis serrés vigoureusement; la striction de la peau empêche la paupière de se retourner en dedans. On laisse en place les fils pendant une huitaine de jours, puis on les enlève s'ils ne sont pas tombés d'eux-mêmes ; il en résulte une petite cicatrice dont la rétraction maintient la correction désirée. On peut obtenir le même résultat par une opération chirurgicale complète consistant à tailler la peau de la paupière en un lambeau quadrangulaire.

C'est chez les vieillards aussi que se développent les *épithéliomas* ou *cancroïdes**, soit du bord des paupières, soit de l'angle interne de l'œil, analogues des adénomes sudoripares qui fleurissent sur la peau des visages des sujets âgés. On essayera d'enrayer le mal et même de le guérir par des applications répétées de bleu de méthylène en solution à 1 pour 100 ; mais ce traitement est long et doit se prolonger pendant plusieurs mois. Le plus souvent, c'est à l'exérèse * sanglante qu'on devra avoir recours. C'est dans ces formes de cancroïdes que l'action des rayons X ou du radium peut remplacer l'exérèse sanglante pour les sujets pusillanimes.

Voies lacrymales. — Les vieillards, par le fait de relâchement sénile des paupières, sont assez exposés à l'éversion du point lacrymal inférieur et au larmoiement. Le larmoiement simple dégénère souvent, chez les sujets peu soigneux, en dacryocystite suppurée.

Le traitement, lorsque de simples lavages ou des instillations d'un collyre au sulfate de zinc seront demeurés inefficaces, consistera, comme toujours, à débrider le point et le canalicule lacrymal et à passer des sondes; mais il faudra avoir soin de débrider le canal, du côté postérieur, de façon que la gouttière, chirurgicalement créée, se trouve bien placée pour recueillir le liquide lacrymal et ne soit pas exposée elle-même à être reportée en dehors. S'il existe de la dacryocystite, les lavages du sac et du conduit nasal doivent être ajoutés au cathétérisme.

Cornée. — Les dacryocystites fréquentes des vieillards sont un danger permanent pour l'œil, qu'elles exposent à l'infection à propos du moindre traumatisme. C'est ce qui explique la fréquence et la gravité des kératites ulcéreuses chez les vieillards. Chez eux, le trouble de la circulation lacrymale, joint au défaut de résistance des tissus et à la sénilité, fait que la moindre ulcération cornéenne aboutit à un ulcère rongeant de la plus grave espèce, suivi rapidement d'hypopyon et de destruction de la cornée. Dans ces cas-là, le traitement le plus actif réussit rarement à sauver quelque partie de la cornée ; on commencera par des instillations de bleu de méthylène à 1/200 jointes à des applications de pommade iodoformée, ou des instillations répétées de sublimé (sans alcool) à 1/1000, après avoir pratiqué une injection sous-conjonctivale de sublimé : 1 centimètre cube d'une solution à 1/5000 ou 4 ou 5 gouttes d'une solution à 1/1000. Des cautérisations ignées, des attouchements à la teinture d'iode ou à l'eau chlorée de la surface ulcéreuse seront aussi de mise. Bien entendu la dacryocystite ne sera pas négligée et, concurremment, il faudra passer les sondes et laver les voies lacrymales. L'hypopyon abondant sera justifiable de la paracentèse* ou mieux de la transfixion* entière de la cornée avec un couteau à cataracte.

La cornée, chez les vieillards, offre souvent, à son pourtour, un cercle plus ou moins complet, d'apparence grisâtre ; cette lésion, dénommée *arc sénile* ou *gérontoxon*, ne constitue pas une maladie, n'offre aucun danger pour l'avenir, et n'occasionne aucun trouble visuel par elle-même.

Iris; glaucome; membranes profondes. — Chez les sujets âgés, les iritis aiguës et même subaiguës sont assez peu fréquentes; mais ce qui s'observe plutôt et est souvent pris, malheureusement, pour de l'iritis, ou méconnu dans sa nature, c'est le glaucome.

Le glaucome aigu, foudroyant, est tellement douloureux, la perte de la vision si complète et si rapide, que l'erreur ne peut être de longue durée, car les patients, en proie à des souffrances intolérables, ne tardent pas à recourir à un spécialiste. Il en est autrement pour le glaucome subaigu. Celui-ci procède par poussées, souvent légères, qui consistent en ceci que l'œil devient un peu sensible à la lumière, rougit faiblement, se voile légèrement et temporairement ; en même temps les patients ressentent une douleur, *non pas dans l'œil, mais au front et à la tempe*, ce qui leur fait croire qu'il s'agit de douleurs névralgiques du cuir chevelu. Un phénomène caractéristique des prodromes du glaucome est que les sujets atteints voient autour des lumières comme des arcs-en-ciel, des *auréoles irisées*. Au bout de plusieurs de ces attaques, il en survient ordinairement une plus forte qui, s'accompagnant d'un trouble sérieux de la vision, amène le patient à se faire visiter l'œil. On trouve alors les traits distinctifs du glaucome : œil dur au toucher, pupille ovale et immobile, reflet glauque du cristallin, rougeur périkératique très modérée. L'iris n'est pas terne ni rouillé comme dans l'iritis ; il n'y a pas de synéchies, et la douleur périkératique n'est pas si vive que dans l'iritis, où elle s'accompagne d'un larmoiement intense. En même temps la vision est diminuée, abolie même dans le champ nasal de regard, et l'ophtalmoscope révèle une excavation de la papille optique. Malheureusement le traitement est souvent impuissant à rattraper le terrain perdu lors des précédentes atteintes. Ce qui reste de vision peut être conservé, un peu accru quelquefois; le rétablissement d'une acuité visuelle parfaite est rarement réalisé.

En présence de patients se plaignant de névralgies frontales, il faudra donc songer à la possibilité d'un glaucome subaigu à poussées répétées et examiner l'œil au moment d'une attaque. On portera l'attention sur l'aspect de la pupille et surtout sur la consistance de l'œil ; pour cela il faut appliquer les doigts sur le front et, avec les index de chaque main, presser sur le globe comme pour en rechercher la fluctuation. On appréciera facilement, par comparaison avec l'autre, la dureté ou la souplesse de l'œil malade. Le traitement essentiel du glaucome consiste dans l'instillation fréquente de collyres myotiques. L'ésérine à 1 pour 100 est indiquée au moment des crises, car son action est plus énergique que celle de la pilocarpine ; cette dernière substance à 1 ou 2 pour 100 s'emploiera dans l'intervalle des crises ou dans les cas où l'ésérine est mal supportée. Lorsque, malgré les myotiques, l'œil reste dur et que les douleurs persistent, on ne devra pas attendre pour pratiquer une opération destinée à détendre l'œil, sclérectomie ou iridectomie. L'opération devra être fortement conseillée aux malades lorsque les collyres seront restés sans effet, car cette affection du glaucome est destinée à poursuivre une marche progressive si on ne l'enraye aussitôt, et l'opération de l'iridectomie a réellement ce pouvoir. On ne compte plus les yeux atteints de glaucome et conservés à la vue par une iridectomie faite à propos.

Le glaucome jouit encore de cette particularité d'être causé ou tout au moins fortement influencé par l'état moral.

Un chagrin subit, une émotion peuvent donner et donnent souvent aux sujets prédisposés une crise de glaucome et c'est, selon nous, la seule affection qui tombe véritablement sous le coup des influences morales, contrairement au préjugé courant qui leur attribue une foule de maladies.

Il est vrai que cette origine morale des maladies oculaires est ordinairement invoquée par des dames, et d'un certain âge, dont la propension naturelle est de rapporter poétiquement leur choroïdite ou leur cataracte à un deuil profond ou à des chagrins, oubliant ainsi et la ménopause (retour d'âge) et les lustres accumulés sur leurs têtes.

Les affections des membranes profondes de l'œil sont aussi fréquentes chez le vieillard que chez l'adulte, mais un peu différentes. Ici, peu de chorio-rétinites aiguës, qui appartiennent à la période d'évolution de la syphilis et au début de la période tertiaire; peu, également, de décollements rétiniens, qui se voient surtout au moment de la vie où les occupations visuelles sont très actives. Ce que les vieillards présentent le plus souvent, ce sont des hémorragies rétiniennes dues à l'artériosclérose, des rétinites albuminuriques ou diabétiques et enfin des atrophies choroïdiennes ou optiques par dégénérescence sénile. L'ophtalmoscope seul peut permettre de se prononcer sur le diagnostic exact de ces lésions, mais l'état du cœur et des vaisseaux, s'il existe de l'artériosclérose, donnera à penser qu'il s'agit d'hémorragies simples, si surtout les troubles visuels sont survenus brusquement et s'ils sont limités à une portion centrale du champ visuel. Dans tous ces cas, d'ailleurs, le traitement donne bien peu de résultats; on prescrira de l'iodure de potassium à faible dose si le malade est artérioscléreux, et quelques sinapismes à la tempe du côté malade.

Ce qu'il faut craindre, encore qu'on ne puisse le prévenir avec efficacité, lorsqu'il existe des hémorragies rétiniennes, c'est que l'affection ne se transforme en un état redoutable connu sous le nom de *glaucome hémorragique*. Le glaucome hémorragique est une maladie toute différente, comme pronostic et comme traitement, du glaucome simple. L'œil devient dur comme dans le glaucome, et c'est ce qui lui a valu son nom, et les douleurs sont vives, mais l'*iris apparaît strié de sang*, ce qui démontre la nature particulière de l'affection ; enfin, et surtout, le traitement par excellence du glaucome simple, l'opération d'iridectomie, est d'un effet incertain dans le glaucome hémorragique.

On emploiera les myotiques et notamment la pilocarpine, qui est mieux tolérée ici que l'ésérine; on calmera les douleurs avec des prises d'antipyrine, de quinine, surtout par des applications de petits cataplasmes très chauds arrosés de laudanum ou encore avec un collyre concentré à la dionine.

En fin de compte, le remède ultime et ordinairement nécessaire de l'affection est l'ablation de l'œil lorsque les douleurs ne pourront être calmées par aucun moyen.

Cristallin; cataracte. — Nous dirons peu de choses des maladies du cristallin, de la cataracte, sinon que ce n'est pas une peau sur l'œil, comme on le croit généralement, mais une opacification de la lentille cristallinienne. Cette affection passe rarement inaperçue, car tout médecin sait la reconnaître très bien et il est connu que l'opération d'extraction est le seul moyen d'y remédier (*fig.* 53). La figure ci-contre montre les divers temps de l'extraction du cristallin cataracté et l'opération ancienne qui consistait, non à extraire mais à déplacer, à abaisser la cataracte dans l'intérieur de l'œil. Enfin, quand il persiste des restes de cataracte après l'opération, sous forme de *cataracte secondaire,* on peut les déchirer avec des aiguilles. Il n'y a guère que les personnes très crédules qui puissent espérer quelque chose des collyres charlatanesques destinés à guérir la cataracte ou à enrayer son développement. Certains faits de guérison spontanée de la cataracte, extrêmement rares d'ailleurs, ont pu servir cette cause qui ne trouve de défenseurs que chez les gens du monde. Ce qui est plus intéressant, c'est de dissiper quelques préjugés relatifs aux causes de la cataracte et aux conditions de son opération. L'époque d'abord. On dit et on répète volontiers que c'est une mauvaise condition que d'opérer la cataracte pendant les saisons extrêmes et sur-

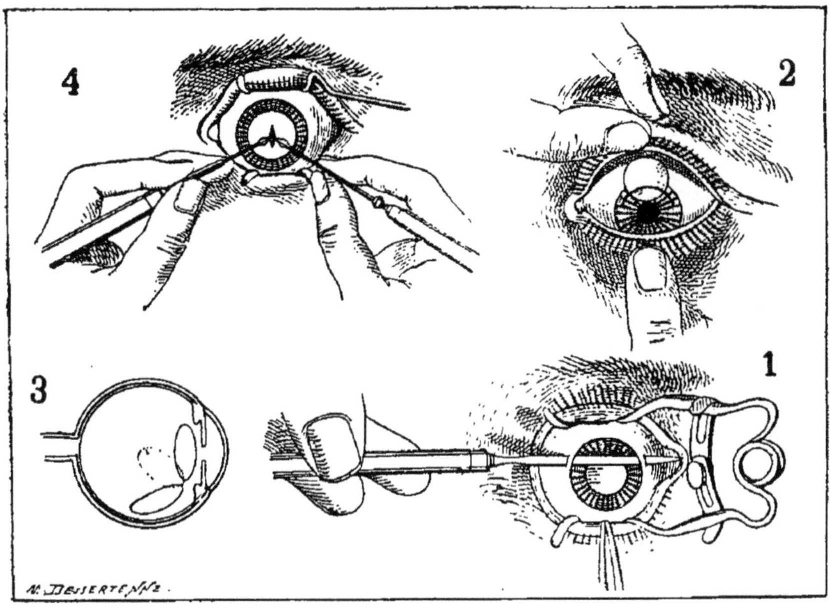

Fig. 53. — Opérations de la cataracte :
1, premier temps de l'extraction ; 2, extraction de la cataracte ; 3, abaissement du cristallin ; 4, discission de la cataracte secondaire.

tout pendant les fortes chaleurs. Tout ceci est de pure imagination. Les opérations réussissent exactement de la même façon en plein hiver ou au mois de juillet, et on ne voit pas comment il pourrait en être autrement. Si l'on recherche l'origine de ce préjugé, qui est très ancien, on la trouverait probablement dans ce fait que les opérations de cataracte étaient pratiquées aux siècles précédents par des oculistes voyageurs, dont le fameux chirurgien anglais Taylor est demeuré le prototype. Or, en ces temps où les chemins de fer n'existaient pas, où les routes mêmes étaient peu faciles, on ne voyageait guère que pendant les saisons tempérées. Et le souvenir est resté que c'est au printemps ou à l'automne qu'il convient de se faire opérer de la cataracte.

Un autre préjugé qui arrête un certain nombre de patients atteints de cataracte et qui les empêche parfois de se soumettre à l'opération est la terreur de la chambre noire et du séjour, immobile, au lit. L'idée de rester les yeux bandés, les rideaux tirés, les volets clos, dans une chambre obscure, isolés par conséquent, pendant plusieurs jours, une semaine au moins, pense-t-on, est de celles qui terrifient à l'avance les malades. Et, en effet, il y a de quoi. Ce que peu de gens savent encore, et je ne sais pourquoi, c'est que la chambre noire, après l'opération de la cataracte, est une mesure que personne ou presque personne n'emploie plus, et qui n'a aucune espèce de raison d'être. C'est un procédé d'un autre âge. Autrefois, avant l'antisepsie, les opérés de cataracte étaient presque tous voués à l'iritis et la chambre noire devenait utile pour épargner au patient une photophobie résultant de la trop grande lumière. On les tenait préventivement dans l'obscurité. Aujourd'hui les opérés n'ont plus de ces accidents infectieux; ils restent sans le moindre inconvénient et même avec beaucoup d'avantages, au contraire, en pleine lumière. De même, il n'y a aucune nécessité à appliquer le pansement sur les deux yeux, et au bout de deux ou trois jours il est suffisant d'employer le bandeau très léger qui est figuré ci-dessus (*fig.* 54).

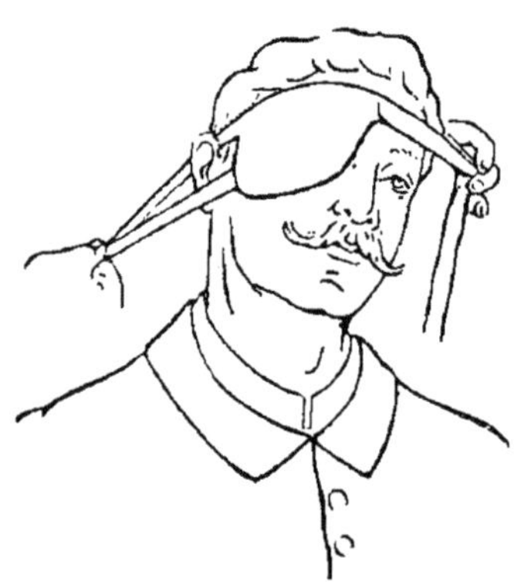

Fig. 54. — Mise en place du bandeau, comme pansement oculaire.

Enfin, l'immobilité à observer n a rien d'absolu ni

d'effrayant par conséquent, car les opérés peuvent se lever dès le lendemain de l'opération.

Quant aux causes de la cataracte, elles sont mal établies en dehors de l'âge, d'une certaine disposition héréditaire et de l'action de certaines professions où la transpiration est abondante (verriers, travailleurs des champs). Mais ce qui est encore un préjugé, c'est de croire que les chagrins ou les pleurs, la fatigue visuelle, l'excès de lecture même le soir, ont une influence importante ou même quelconque sur l'établissement ou la marche de la cataracte.

Troubles de réfraction ; presbytie. — Au point de vue des lunettes, les sujets âgés sont voués, comme on sait, pour lire, au port de verres convexes, sauf les myopes. Nous ne reviendrons pas sur la façon de reconnaître la presbytie à son début ; elle a été exposée au chapitre précédent. Nous dirons deux mots seulement de deux préjugés encore qui régissent l'opinion générale relativement à la vision des vieillards.

Le premier de ces préjugés est celui qui consiste à croire que la myopie doit diminuer en vieillissant et que les myopes sont ceux qui ont la meilleure condition de vue.

Cela est sensible, en effet, mais pour un nombre infiniment minime de myopes, pour ceux qui ont une myopie très faible ; et encore ce phénomène heureux de la diminution de la myopie ne survient-il qu'à un âge très avancé, vers soixante-dix ans. A cet âge-là peu de gens en profitent.

L'autre préjugé, d'une application tout à fait courante, est celui qui empêche la plupart des presbytes de recourir aux verres quand ils commencent à en avoir besoin. Les presbytes préfèrent pendant longtemps se fatiguer à la lecture ou au travail et forcer leur puissance accommodative que de prendre des verres dans la crainte de « s'abîmer les yeux » et d'être obligés rapidement de porter des verres très forts. Probablement une certaine coquetterie est la véritable raison de cette crainte ; en tout cas elle n'est pas fondée.

Le vrai est que dès que l'on commence à écarter le livre ou le journal, pour mieux lire, au delà de 40 centimètres, on a besoin de porter des verres convexes. Ces verres, loin de causer à l'œil un préjudice quelconque, ne font que soulager l'accommodation, ce qui n'est jamais qu'une excellente chose; même, il faut donner aux presbytes le plus fort des numéros convexes qui les fait bien lire à 40 centimètres, car c'est celui-là qui reposera complètement le muscle ciliaire. On devra, sur ce point encore, lutter contre le parti pris de beaucoup de personnes qui ont peur de porter des verres trop forts. Bien entendu, ces verres ne conviendront qu'à la lecture ou au travail, sauf certains cas particuliers, et devront être augmentés environ tous les deux ou trois ans.

Parfois, à un certain âge, les vieillards déclarent avec une grande satisfaction que leur presbytie diminue et qu'ils arrivent même à mieux lire sans leurs lunettes qu'avec leurs verres. Le médecin averti ne partagera pas ce contentement, car cette diminution dans la presbytie indique généralement un changement de réfringence du cristallin et le début de la cataracte.

VII. — HYGIÈNE GÉNÉRALE

La préoccupation de garantir les yeux de toute atteinte et de prévenir ainsi la cécité tient une très grande place dans l'esprit de nombre de gens. Cette préoccupation, qui n'est justifiée que dans certains cas, très rares en somme, est ordinairement exagérée; elle conduit à des mesures préventives bien superflues.

C'est ainsi que beaucoup de personnes croient qu'il est très bon de laver les yeux à part, le matin et même le soir, avec un liquide très chaud, soit de l'eau simple, soit une infusion quelconque de plantes, camomille, fleurs de sureau, etc., soit encore avec de l'eau boriquée ou même une lotion alcoolisée. Or, en dehors de certains états pathologiques particuliers, spécialement les blépharites sèches, il n'y a aucune nécessité de laver les yeux différemment du reste du visage. L'intégrité des yeux est parfaitement assurée par les soins ordinaires de la propreté. L'usage constant ou soutenu de l'acide borique est même plutôt irritant et en somme nuisible.

Si donc on fait abstraction des sujets atteints de blépharite ou enclins à cette maladie, s'il n'existe pas une conjonctivite nécessitant des lavages spéciaux, nous ne conseillons aucune toilette particulière des yeux et des paupières; l'eau de la cuvette suffit et l'œil sain ne réclame aucun soin, aucun lavage spécial. L'eau simplement chaude même, si communément vantée, peut être employée avec agrément sans doute, mais son influence bienfaisante est réellement nulle en dehors des cas spécifiés ailleurs.

L'usage se répand de plus en plus de dormir la fenêtre ouverte, même l'hiver; il convient d'encourager cette habitude qui est excellente d'une manière générale. Toutefois on s'est demandé si, de ce fait, ne pouvaient pas survenir des accidents du côté des yeux et notamment de la conjonctivite. Nous ne le croyons pas, et à cet égard la crainte du public est mal fondée. Il est entendu, toutefois, que l'ouverture des fenêtres, la nuit, doit se faire dans certaines conditions; il faut que le lit soit un peu loin de la fenêtre et qu'il ne puisse s'établir entre celle-ci et la porte un courant d'air passant sur le dormeur. Et encore l'influence du courant d'air sur les conjonctivites est-elle souvent problématique, car ces maladies sont des infections parfaitement spécifiées, de nature microbienne, et d'une origine moins banale que celle d'un courant d'air froid. L'air et les poussières jouent seulement le rôle de causes occasionnelles déterminantes.

Une autre question qui nous est encore plus fréquemment posée est celle de savoir quel est l'éclairage artificiel le meilleur pour la vue, si la lumière électrique, en particulier, n'est pas nuisible aux yeux.

On accuse volontiers, en effet, l'éclairage électrique d'occasionner de la fatigue oculaire et beaucoup de gêne visuelle.

Il est certain que l'éclairage artificiel ne doit pas être trop vif et surtout ne doit pas frapper *directement* les yeux ; mais à intensité égale et avec une distribution judicieuse, la lumière électrique ne mérite pas d'inspirer une telle défiance.

Ce qu'il faut avant tout pour un travail de bureau ou un exercice prolongé de couture, c'est un éclairage de moyenne intensité. A ce titre les vieilles lampes à huile (hormis certaines carcels, introuvables aujourd'hui) sont à rejeter comme insuffisantes, tout aussi bien qu'une lumière électrique trop vive. Mais une lampe électrique de force ordinaire est excellente, de même que la lampe à gaz ou à pétrole, qui présente toutefois l'inconvénient de donner un dégagement de chaleur assez fort.

Il sera souvent favorable d'adoucir la crudité de la lumière d'une lampe à gaz, ou à pétrole même, au moyen d'un manchon en verre bleuté. L'éclairage électrique sera avantageusement diffusé par le dépoli des ampoules, mais en outre on le rendra plus facile à supporter pour le travail en employant des ampoules légèrement bleutées ou mieux encore *jaunâtres*.

Il faut savoir que la plupart des personnes qui accusent l'électricité de leur occasionner des troubles visuels sont en général des presbytes ou surtout des astigmates, qui mettent sur le compte de l'éclairage ce qui doit être attribué à leur fatigue d'accommodation. C'est une erreur d'interprétation, mais elle est courante, car les fatigues oculaires dues à un trouble de réfraction ou d'accommodation s'exagèrent toujours à la lumière artificielle, sans que celle-ci soit la cause primordiale du malaise éprouvé.

INDEX-LEXIQUE

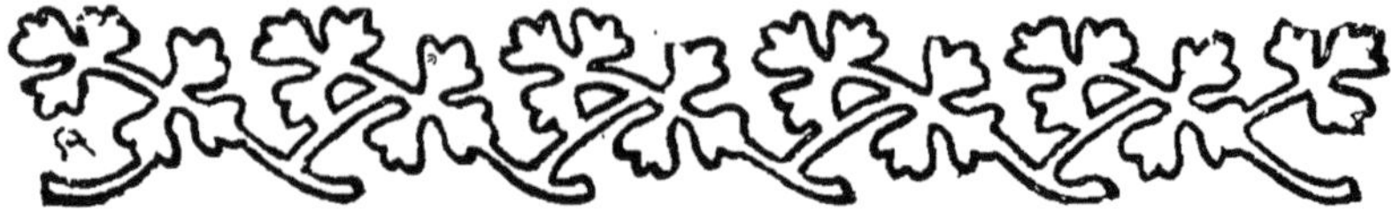

TABLE DES MATIÈRES

ANATOMIE ET FONCTIONS DE L'ŒIL.

MALADIES DE L'ŒIL. THÉRAPEUTIQUE ET HYGIÈNE.

Paris. — Imp. Larousse, 17, rue Montparnasse.

Bibliothèque Larousse

LITTÉRATURE (*Suite*)

La Fontaine : Fables illustrées. Avec biographie et notes, par M. MOREL, agrégé de l'Université. *Deux volumes* illustrés de 28 gravures dont 4 hors texte. Chaque volume, broché, 1 fr.; relié toile souple. . . . . 1 fr. 30
En *un seul volume*, reliure demi-peau, tête dorée . . . . 4 fr. 50

Boileau : Œuvres poétiques illustrées. Avec biographie et notes, par L. COQUELIN. 8 grav. et un autogr. Broché, 1 fr.; rel. toile, 1 fr. 30; demi-peau. 3 francs

La Bruyère : Les Caractères. Avec biographie et notes, par René PICHON, agrégé de l'Université. *Deux volumes* illustrés de 8 gravures hors texte. Chaque volume, broché, 1 fr.; relié toile souple. . . . . 1 fr. 30
En *un seul volume*, reliure demi-peau, tête dorée. . . . . 4 fr. 50

Bossuet : Œuvres choisies illustrées. Avec biographie et notes, par Henri CLOUARD. *Deux vol.* 18 grav. Chaque volume, broché, 1 fr.; relié toile. 1 fr. 30
En *un seul volume*, reliure demi-peau, tête dorée . . . . 4 fr. 50

Mme de La Fayette : La Princesse de Clèves. Avec biographie et notes, par L. COQUELIN. 7 gravures dont 2 hors texte. Broché, 1 fr.; relié toile. 1 fr. 30
En reliure demi-peau, tête dorée. . . . . 3 francs

Saint-Simon : Mémoires (extraits). Avec biographie et notes, par Aug. DUPOUY, agrégé de l'Univ. *Quatre vol.* 17 grav. Chaque vol., br., 1 fr.; relié toile. 1 fr. 30
En *un seul volume*, reliure demi-peau, tête dorée . . . . 7 francs

Abbé Prévost : Manon Lescaut. Avec biographie et notes, par GAUTHIER-FERRIÈRES. 11 grav. Broché, 1 fr.; relié toile, 1 fr. 30; demi-peau . . 3 francs

J.-J. Rousseau : Les Confessions (extraits). Avec biographie et notes, par H. LEGRAND, agrégé de l'Université. 6 grav. Broché, 1 fr.; relié toile. 1 fr. 30

Voltaire : Romans. Avec biographie et notes, par H. LEGRAND. *Deux volumes* illustrés de 6 gravures. Chaque volume, broché, 1 fr.; relié toile. . . 1 fr. 30
En *un seul volume*, reliure demi-peau, tête dorée. . . . . 4 fr. 50

Beaumarchais : Théâtre choisi illustré. Avec biographie et notes, par M. ROUSTAN, agrégé de l'Université. *Deux volumes* illustrés de 8 gravures hors texte. Chaque volume, broché, 1 fr.; relié toile. . . . . 1 fr. 30
En *un seul volume*, reliure demi-peau, tête dorée . . . . 4 fr. 50

Chateaubriand : Œuvres choisies illustrés. Avec biographie et notes, par DUPOUY, agrégé de l'Univ. *Trois vol.* 17 grav. Chaque vol., br., 1 fr.; rel. 1 fr. 30
En *un seul volume*, reliure demi-peau, tête dorée . . . . 6 francs

Stendhal : La Chartreuse de Parme. Avec biographie et notes, par DUPOUY. *Deux vol.* 4 grav. hors texte. Chaque vol., broché, 1 fr.; relié toile . . 1 fr. 30
En *un seul volume*, reliure demi-peau, tête dorée. . . . . 4 fr. 50

Stendhal : Le Rouge et le Noir. Avec introduction et notes, par C. STRYIENSKI. *Deux volumes.* 4 grav. hors texte. Chaque vol., br., 1 fr.; relié toile. . 1 fr. 30
En *un seul volume*, reliure demi-peau, tête dorée. . . . . 4 fr. 50

Balzac : Œuvres choisies illustrées. *Huit vol.* ill. de 7 grav. et 2 autogr. (*Le Père Goriot*, 1 vol.; *Eugénie Grandet*, 1 vol.; *La Cousine Bette*, 2 vol.; *Le Cousin Pons,* 1 vol.; *Le Lys dans la vallée*, 1 vol.; *Le Médecin de campagne*, 1 vol.; *La Peau de chagrin*, 1 vol.). Chaque vol., br., 1 fr.; rel. toile. 1 fr. 30
Les huit vol. reliés toile, sous étui . . . . 11 francs
En *trois volumes,* reliure demi-peau, tête dorée. . . . . 16 fr. 50

Toute commande d'au moins 25 fr. peut être payée à raison de 5 fr. par mois.

Bibliothèque Larousse

LITTÉRATURE (*Suite*)

Musset : Œuvres complètes illustrées. *Huit volumes* illustrés de 7 gravures et 2 autographes (*Premières poésies*, 1 vol. ; *Poésies nouvelles*, 1 vol. ; *Comédies et Proverbes*, 3 vol. ; *Confession d'un enfant du siècle*, 1 vol. ; *Contes*, 1 vol. ; *Nouvelles*, 1 vol.). Chaque volume, broché, **1** fr. ; relié toile . . . . . . **1** fr. **30**
Les huit volumes reliés toile, sous étui . . . . **11** francs
En *trois volumes*, reliure demi-peau, tête dorée. . . . . **16** fr. **50**

Victor Hugo : Œuvres choisies illustrées. Avec biographie et notices, par Léopold-Lacour, agrégé de l'Université, et préface de Gustave Simon. *Deux volumes* d'environ 550 pages chacun, 60 gravures dont 48 hors texte (*Poésie*, 1 vol. ; *Prose*, 1 vol.). Chaque vol., br., **5** fr. ; rel. toile, **6** fr. ; demi-peau **8** francs

Anthologie des écrivains français du XVIIe siècle. Avec biographies et notes, par Gauthier-Ferrières. *Deux volumes* (*Poésie*, 1 vol. ; *Prose*, 1 vol.), illustrés de 45 portraits et 51 autographes. Chaque vol., br., **1** fr. ; rel. t. **1** fr. **30**
En *un seul volume*, reliure demi-peau, tête dorée . . . . **4** fr. **50**

Anthologie des écrivains français du XVIIIe siècle. Avec biographies et notes, par Gauthier-Ferrières. *Deux volumes* (*Poésie*, 1 vol. ; *Prose*, 1 vol.). 61 portraits et 56 autographes. Chaque volume, broché, **1** fr. ; rel. toile. **1** fr. **30**
En *un seul volume*, reliure demi-peau, tête dorée . . . . **4** fr. **50**

Anthologie des écrivains français du XIXe siècle. Avec biographies et notes, par Gauthier-Ferrières. *Quatre volumes* (*Poésie*, 2 vol. ; *Prose*, 2 vol.), 89 portraits et 83 autographes. Chaque vol., broché, **1** fr. ; relié toile. **1** fr. **30**
En *un seul volume*, reliure demi-peau, tête dorée. . . . . **7** francs

2° *Études littéraires.* — Conçus sur un plan uniforme, les volumes ci-dessous comportent, avec la vie des écrivains, l'étude de leur œuvre accompagnée d'extraits caractéristiques.

Montaigne, par L. Coquelin. 6 grav. Br., **0** fr. **75** ; relié toile. **1** fr. **05**
Musset, par Gauthier-Ferrières. 4 grav. Br., **0** fr. **75** ; relié toile. **1** fr. **05**
Daudet, par P. et V. Margueritte, etc. 8 gr. Br., **0** fr. **75** ; relié toile. **1** fr. **05**
Schiller, par Ch. Simond. 4 gravures. Broché, **0** fr. **75** ; relié toile. **1** fr. **05**
Gœthe, par Ch. Simond. 4 gravures. Broché, **0** fr. **75** ; relié toile. **1** fr. **05**
Heine, par A. Topin. 4 gravures. Broché, **1** fr. ; relié toile . . . . . **1** fr. **30**
Tolstoï, par Ossip-Lourié. 4 gravures. Broché, **0** fr. **75** ; relié toile. **1** fr. **05**
Ibsen, par Ossip-Lourié. 4 gravures. Broché, **0** fr. **75** ; relié toile. **1** fr. **05**

3° *Histoire de la Littérature.* — Cette section mettra à la disposition du public, sous une forme peu coûteuse, d'excellents précis des diverses littératures.

La Littérature française au XIXe siècle, par Ch. Le Goffic. 76 gravures. Broché, **1** fr. **75** ; relié toile. . . . . **2** fr. **25**
Littérature anglaise, par W. Thomas. 56 gr. Br., **1** fr. **20** ; rel. t. **1** fr. **50**
Littérature italienne, par G.-M. Gatti. 23 gr. Br., **1** fr. ; rel. toile. **1** fr. **30**
Histoire de la Littérature russe, par L. Leger, membre de l'Institut, 26 gravures, 5 autographes. Broché, **0** fr. **75** ; relié toile . . . . **1** fr. **05**
Anthologie des écrivains suédois contemporains, par T. Hammar. 4 grav. hors texte. Broché, **1** fr. ; relié toile . . . . **1** fr. **30**

Bibliothèque Larousse

BEAUX-ARTS

Anthologie d'Art français : XIXe siècle (Peinture), par Ch. SAUNIER. *Deux volumes* contenant 240 reproductions photographiques en pleine page. Chaque volume, broché, **2** fr. **50**; relié toile . . . . **3** fr. **50**

Edition de luxe sur papier mat, chaque volume, broché . . . . . . **5** francs

Anthologie d'Art français : XXe siècle (Peinture), par Ch. SAUNIER. 128 reprod. phot. en pleine page. Br., **3** fr. **50**; rel. t., **4** fr. **50**; sur papier mat. **6** francs

Rembrandt, par A. BRÉAL. 24 gr. hors texte. Br., **1** fr. **20**; rel. toile. **1** fr. **50**

L'Art à l'Ecole. 70 gravures. Broché, **1** fr. **20**; relié toile. . . . . . **1** fr. **50**

HISTOIRE ET GÉOGRAPHIE

Histoire de Russie, par L. LEGER. 12 gr., 2 cartes. Br., **0** fr. **75**; rel. **1** fr. **05**

Géographie rapide de l'Europe, par Onésime RECLUS. 16 gravures, 1 carte. Broché, **1** fr. **20**; relié toile. . . . . **1** fr. **50**

Géographie rapide de la France, par RECLUS. 18 gr. Br., **1** fr. **20**; rel. **1** fr. **50**

VIE SOCIALE ET DROIT USUEL

La Vie économique, par Frédéric PASSY. Broché, **1** fr. **20**; rel. t. **1** fr. **50**

Entre locataires et propriétaires, par D. MASSÉ. Br., **1** fr. **20**; rel. **1** fr. **50**

Les Assurances, par E. ADAM. Guide pratique. Br., **0** fr. **75**; rel. t. **1** fr. **05**

Ce que la loi punit, par GUYON. Code pénal expliqué. Br., **0** fr. **90**; rel. **1** fr. **20**

Les Accidents du travail, par L. ANDRÉ. Br., **1** fr. **20**; rel. toile. **1** fr. **50**

Assistance aux vieillards, aux infirmes, aux incurables. Guide pratique à l'usage des fonctionnaires départementaux, etc. Br., **1** fr. **20**; rel. toile. **1** fr. **50**

Code municipal, par Max LEGRAND. Broché, **1** fr. **20**; relié toile. **1** fr. **50**

SCIENCES PURES ET APPLIQUÉES

Qu'est-ce que la Science? par F. LE DANTEC, chargé de cours à la Sorbonne. 88 gravures. Broché, **1** fr. **20**; relié toile. . . . . **1** fr. **50**

La Photographie des couleurs, par COUSTET. 22 gr. Br., **0** fr. **75**; rel. t. **1** fr. **05**

L'Electricité à la maison, par H. de GRAFFIGNY. 100 gr. Br., **1** fr.; rel. t. **1** fr. **40**

Les Alliages métalliques, par HÉMARDINQUER. 9 gr. Br., **0** fr. **50**; rel. t. **0** fr. **75**

La Voix professionnelle, par le Dr P. BONNIER. 39 gr. Br., **2** fr.; rel. **2** fr. **50**

MÉDECINE ET HYGIÈNE

L'Estomac: hygiène, maladies, traitement, par le Dr M.-A. LEGRAND. 14 gravures. Broché, **1** fr.; relié toile . . . . **1** fr. **30**

L'Œil : hygiène, maladies, traitement, par le Dr VALUDE, médecin de la clinique des Quinze-Vingts. 54 gravures. Broché, **1** fr.; relié toile . . . . . **1** fr. **30**

L'Oreille : hygiène, maladies, traitement, par le Dr M.-A. LEGRAND. 74 gravures. Broché, **1** fr. **20**; relié toile . . . . **1** fr. **50**

La Bouche et les Dents : hygiène, maladies, traitement, par le Dr ROSENTHAL. 28 gravures. Broché, **1** fr.; relié toile . . . . **1** fr. **30**

Le Nez et la Gorge : hygiène, maladies, traitement, par le Dr A. NEPVEU. 48 gravures. Broché, **1** fr.; relié toile. . . . . **1** fr. **30**

La Peau et la Chevelure: hygiène, maladies, traitement, par le Dr M.-A. LEGRAND. 65 gravures. Broché, **1** fr. **20**; relié toile . . . . **1** fr. **50**

Les Maladies de poitrine, par le Dr GALTIER-BOISSIÈRE. 63 gravures. Broché, **1** fr. **35**; relié toile . . . . **1** fr. **75**

Toute commande d'au moins 25 fr. peut être payée à raison de 5 fr. par mois.

Bibliothèque Larousse

MÉDECINE ET HYGIÈNE (Suite)

Arthritisme et artério-sclérose, p. le Dr LAUMONIER. Br., **1** fr. **20**; r. **1** fr. **50**
Hernies et varices, par L. et J. RAINAL. 55 grav. Br., **0** fr. **90**; rel. **1** fr. **20**
Précis d'alimentation rationnelle, p. le Dr PASCAULT. Br., **1** fr. **20**; r. **1** fr. **50**
La Cuisine hygiénique, par Mme Cl. FAURE. Br., **1** fr. **50**; rel. toile **1** fr. **95**
Pour élever les nourrissons, par le Dr GALTIER-BOISSIÈRE. Conseils pratiques à l'usage des jeunes mères. 62 grav. Broché, **0** fr. **90**; relié toile **1** fr. **20**
Pour préserver des maladies vénériennes, par le Dr GALTIER-BOISSIÈRE. 34 gravures. Broché, **0** fr. **75**; relié toile . . . . **1** fr. **05**

AGRICULTURE

Routine et progrès en agriculture, p. DUMONT. 92 gr. Br., **1** fr. **80**; rel. **2** fr. **25**
Le Jardin de l'instituteur, de l'ouvrier et de l'amateur, par P. BERTRAND. Manuel pratique de jardinage. 60 grav. et 9 pl. Br., **1** fr. **20**; rel. t. **1** fr. **50**
Le Verger de l'instituteur, de l'ouvrier et de l'amateur, par P. BERTRAND. 193 gravures. Broché, **1** fr. **20**; relié toile. . . . . **1** fr. **50**
Le Bétail, par Marcel VACHER. 10 grav. Br., **0** fr. **75** ; relié toile . . **1** fr. **15**
Le Porc, par Marcel VACHER. 10 gravures. Br., **0** fr. **75**; rel. toile. **1** fr. **15**
Toute la Basse-Cour, par H. VOITELLIER. 11 gr. 24 pl. Br., **1** fr. **50**; cart. **1** fr. **95**
Améliorations du sol, par M. ABADIE. 95 gr. Br., **0** fr. **90**; relié toile. **1** fr. **20**
Des fourrages verts toute l'année, p. COMPAIN. 44 gr. Br., **0** fr. **90**; rel. **1** fr. **20**

CONNAISSANCES PRATIQUES

Défends ton argent, par G. SOREPH. 4 gr. Br., **0** fr. **90**; rel. toile. **1** fr. **20**
La Cuisine à bon marché, par Mme J. SÉVRETTE. Br., **0** fr. **90**; rel. **1** fr. **20**
La Nourriture de l'Enfance, par le Dr H. LEGRAND. Br., **1** fr. **20**; rel. **1** fr. **50**
Champignons mortels et dangereux, par F. GUÉGUEN, professeur agrégé à l'Ecole supérieure de Pharmacie. 7 planches en couleurs. Relié toile. **1** fr. **50**
Le Guide mondain, par la Ctesse DE MAGALLON. Br., **0** fr. **90**; rel. toile **1** fr. **20**
Le Passe-temps des mois, par DELOSIÈRE. 111 grav. Br., **0** fr. **75**; rel. **1** fr. **05**
La Maison fleurie, par F. FAIDEAU. 61 grav. Br., **0** fr. **90**; rel. toile. **1** fr. **20**
Les Habitations à bon marché et un art nouveau pour le peuple, par Jean LAHOR. 39 gravures. Broché, **2** fr.; relié toile. . . . . **2** fr. **30**
Le Dessin de l'artisan et de l'ouvrier, p. CHEVRIER. Br., **0** fr. **75**; r. **1** fr. **05**
Pour former un tireur, par VIOLET et VOULQUIN. Br., **0** fr. **75**; rel. t. **1** fr. **05**
Frontières françaises, forts, camps retranchés, par G. VOULQUIN. *Trois vol.* illustrés de nombreuses grav. et cartes. Chaque vol., br., **1** fr. **20**; rel. **1** fr. **50**

SPORTS

Le Lawn-tennis, le Golf, le Croquet, le Polo, par P. CHAMP, F. DE BELLET, A. DESPRÉS, F. CAZE de CAUMONT. 50 grav. dont 24 hors texte. Rel. t. **2** francs
Les Sports nautiques : *Aviron, Natation, Water-polo*, par Louis DOYEN, Paul AUGÉ et Georges MOËBS. 41 gravures dont 24 hors texte. Relié toile. . **2** francs
La Boxe : *Boxe anglaise et française, lutte*, par J. MOREAU, CHARLEMONT, LUSCIEZ et DERIAZ. 48 gravures. Relié toile. . . . . **2** francs
L'Escrime : *Fleuret, Epée, Sabre*, par KIRCHHOFFER, J. JOSEPH-RENAUD et Léon LECUYER. 48 gravures dont 38 hors texte. Relié toile . . . . . . **1** fr. **30**
La Chasse à tir au chien d'arrêt et la chasse au gibier d'eau, par GASTINNE-RENETTE, P. BERT, Cte J. CLARY, VOULQUIN, etc. 128 gr. Relié t. **2** francs

Dictionnaires Larousse

Les meilleurs et les plus célèbres des dictionnaires

Éditions pour toutes les bourses

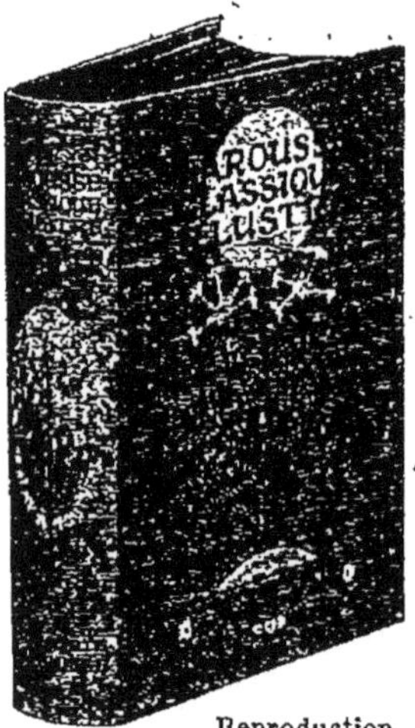

Reproduction très réduite (format 13,5 × 20)

Larousse classique illustré, par Claude AUGÉ. Beau volume de 1 100 pages (13,5 × 20), 4 150 gravures, 70 tableaux encyclopédiques dont 2 en couleurs et 114 cartes dont 7 en couleurs. Cartonné . **3 fr. 30**
Relié toile (reliure originale de GRASSET), impression bleu et or . . . . **3 fr. 75**

(0 fr. 75 en sus pour frais d'envoi à l'étranger).

Le *Larousse classique* réalise, à l'usage des écoles, un dictionnaire manuel très substantiel et très sérieusement documenté, de beaucoup supérieur à tous les ouvrages de même prix publiés jusqu'ici. On y trouve, en une seule nomenclature, le vocabulaire complet de la langue, la grammaire, les étymologies, etc., et de nombreux développements encyclopédiques sur l'histoire, la géographie, les sciences, etc.

Petit Larousse illustré. Beau volume de 1 664 pages (13,5 × 20), 5 800 gravures, 130 tableaux encyclopédiques dont 4 en couleurs, 120 cartes dont 7 en couleurs. Relié toile (reliure originale de GRASSET), en trois tons . . . . **5 francs**
En reliure souple, pleine peau. . . . . . . **7 fr. 50**

(1 fr. en sus pour frais d'envoi dans les localités non desservies par le chemin de fer, et à l'étranger.)

Le *Petit Larousse illustré* est unanimement reconnu comme le meilleur et le plus complet de tous les dictionnaires manuels. Il contient plus de matières et une illustration plus riche et plus strictement documentaire qu'aucun des ouvrages similaires. C'est le livre indispensable que tout le monde doit avoir sous la main.

Larousse de poche, nouveau dictionnaire de petit format sur papier extra-mince (*bible paper*). Joli volume de 1 292 pages (10,5 × 16,5).
Relié toile . . . . **6 francs**
Rel. peau souple en étui. **7 fr. 50**

D'un format assez réduit pour tenir facilement dans la poche comme son titre l'indique, cet ouvrage contient plus de 85 000 mots avec leur définition et la prononciation usuelle (vocabulaire usuel, y compris les mots les plus nouveaux, termes géographiques, scientifiques, etc.). On trouvera même à la fin du volume un petit traité de grammaire et de littérature.

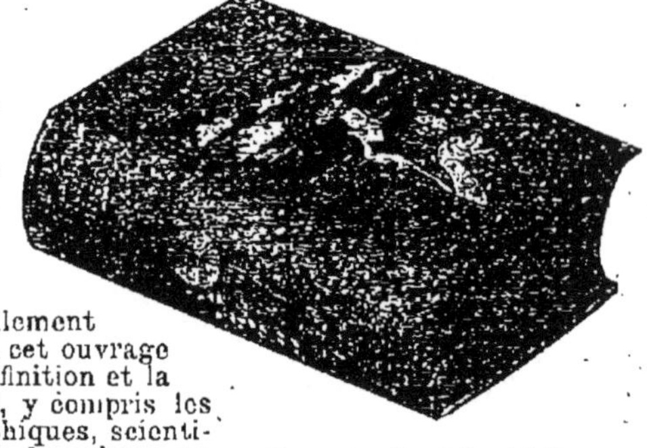

Reproduction très réduite (format 13,5×20)

Prospectus spécimens franco sur demande.

LIBRAIRIE LAROUSSE, 13-17, RUE MONTPARNASSE, PARIS (6e)

ET CHEZ TOUS LES LIBRAIRES

Dictionnaires Larousse

Les meilleurs et les plus célèbres des dictionnaires

Éditions pour toutes les bourses

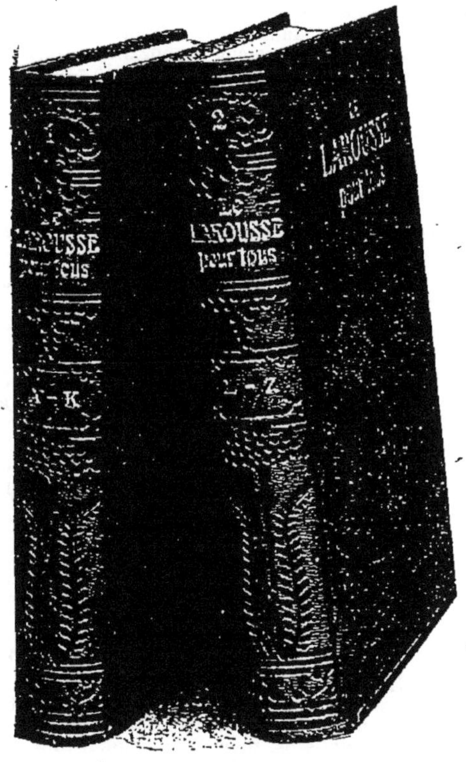

Reproduction très réduite
(format 21 × 30,5)

Le Larousse pour tous, dictionnaire encyclopédique en *deux volumes*, publié sous la direction de Claude AUGÉ. 1 950 pages (format 21 × 30,5), 17 325 grav., 216 cartes en noir et en couleurs, 35 planches en couleurs. Broché . . **35** francs
Relié demi-chagrin . . . **45** francs
Payable 5 francs tous les deux mois (pour la France, l'Algérie, la Tunisie, l'Alsace-Lorraine, la Belgique et la Suisse). — Au comptant, 10 0/0

Condensant en deux volumes extraordinairement substantiels une masse énorme de documentation sur toutes les matières, merveilleusement illustré et contenant de superbes cartes et planches en noir et en couleurs, le *Larousse pour tous* réalise pour la première fois une encyclopédie vraiment sérieuse et complète à la portée de tous.

Nouveau Larousse illustré, dictionnaire encyclopédique en *huit volumes*, publié sous la direction de Claude AUGÉ. 7 600 pages (32 × 26), 237 000 articles, 49 000 gravures, 504 cartes en noir et en couleurs, 89 planches en coul. Br. **230** francs
Relié demi-chagrin . . **275** francs
Casier-bibliothèque en noyer ciré ou acajou ciré. . . . . . **30** francs
Payable 10 francs par mois (pour la France, l'Algérie, la Tunisie, l'Alsace-Lorraine, la Belgique et la Suisse). — Au comptant, 10 0/0 d'escompte.

Le plus récent, le plus remarquablement documenté et le plus magnifiquement illustré des grands dictionnaires encyclopédiques, rédigé par plus de 400 collaborateurs d'élite. Le plus grand succès de la librairie française (*200 000 souscripteurs à ce jour*).

Grand Dictionnaire Larousse, en *dix-sept volumes*. 24 500 pages (format 32 × 26), 2 864 gravures. Prix de l'ouvrage complet : broché, **650** francs (payable **20** fr. par mois) ; — relié demi-chagrin, **750** francs (payable **25** francs par mois). — Remise importante au comptant.

Spécimens gratis et franco sur demande.

Larousse mensuel illustré

Le seul périodique vraiment encyclopédique, publié sous la direction de Claude AUGÉ. Paraît le premier samedi de chaque mois. Le numéro de 24 pages grand in-4° (32×26), illustré de nombreuses gravures . . . . 75 cent.

Abonnement d'un an : France, **8 fr.**; Étranger (Union postale), **9 fr. 50.**

(Ajouter 90 cent. si. on désire recevoir les numéros sous tube-carton)

Destiné à tenir indéfiniment à jour le *Nouveau Larousse illustré* et toutes les encyclopédies, le *Larousse mensuel* constitue un véritable Larousse permanent où sont enregistrées chaque mois, dans l'ordre alphabétique et sous une forme documentaire, toutes les manifestations de la vie contemporaine, littérature, arts, sciences, politique, etc. Il réalise par là même le plus intéressant et le plus pratique des périodiques, et permet de se tenir au courant de tout sans perte de temps et moyennant une dépense insignifiante.

Spécimen gratis sur demande.

En vente : **Tome Ier** (années 1907, 1908, 1909, 1910). Magnifique volume de 842 pages, 2 812 gravures, 103 cartes, 6 planches en coul. Broché . . **24** francs
Relié demi-chagrin . . . . **30** francs

(Payable **5** *fr. par mois ;* au comptant, 10 0/0).

Dictionnaires divers

Larousse médical illustré, encyclopédie médicale à l'usage des familles, publiée sous la direction du Dr GALTIER-BOISSIÈRE (*En cours de publication*). Paraît par fascicules hebdomadaires à 60 centimes depuis le 3 février 1912 (l'ouvrage comprendra de 48 à 50 fascicules et formera un beau vol. in-4° écu de 1 100 à 1 200 pages illustré d'environ 2 000 gravures et 36 planches en couleurs). Prix de souscription à l'ouvrage complet :

En un volume broché, livrable à l'achèvement . . . . **30** francs
En un volume relié demi-chagrin, livrable à l'achèvement. . . . . **36** francs

(Payable *5 francs tous les deux mois ;* au comptant en souscrivant, 10 0/0.)

Le *Larousse médical illustré*, qui a obtenu dès son apparition un succès considérable, réalisera pour la première fois à l'usage du grand public, en matière de médecine et d'hygiène, une encyclopédie vraiment pratique, moderne, largement documentée. Rédigé par des spécialistes, merveilleusement illustré, en grande partie par la *photographie d'après nature*, et contenant de nombreuses et superbes planches en couleurs, il donnera tout ce qu'il peut être utile de savoir sur nos organes et leurs fonctions, sur les différentes maladies et leur traitement, les médicaments usuels, les régimes, l'hygiène, la médecine d'urgence, etc. (*Demander le prospectus spécimen*).

Dictionnaire illustré de Médecine usuelle, par le Dr GALTIER-BOISSIÈRE (Ouvrage honoré de souscriptions des ministères de l'Instruction publique et de la Guerre). Un volume in-8° de 576 pages, 849 gravures, photographies, radiographies, 4 cartes, 4 planches en couleurs. 36e mille. Broché . . . . . . **6** francs
Relié toile . . . . **7 fr. 50**

Envoi franco au reçu d'un mandat-poste.

Dictionnaires divers

Dictionnaire usuel de Droit, par Max LEGRAND, avocat. Un volume in-8° de 840 pages, 15 gravures et 3 cartes. 9e mille. Broché. . . . . 7 fr. 50
Relié toile. . . . . 9 francs
Supplément. 144 pages. Broché . . . . 3 francs

Rédigé dans un esprit essentiellement pratique, ce dictionnaire met à la portée de tous ce qu'il peut être utile de savoir en matière juridique, sous une forme aussi claire et accessible que possible, et l'ordre alphabétique en rend en outre la consultation infiniment plus commode que celle d'un code. Il est superflu d'insister sur les services qu'un ouvrage ainsi conçu peut rendre à chacun dans la conduite de ses affaires : ce sera en particulier un guide des plus précieux toutes les fois qu'on aura un contrat à passer, un procès à intenter ou à soutenir, ou simplement quelque formalité administrative ou judiciaire à remplir. Un appendice placé à la fin du volume donne la formule d'un certain nombre d'actes d'une application courante : reconnaissances, procurations, baux, etc. *(Demander le prospectus spécimen.)*

Dictionnaire analogique de la langue française, par P. BOISSIÈRE. Répertoire complet des mots par les idées et des idées par les mots. 10e édition, augmentée d'un *Complément*. Un volume gr. in-8° de 1 500 pages. Broché . . . . 25 francs
Relié toile, **28** fr. ; demi-chagrin. 30 francs

Par un système d'analogie très ingénieux, cet ouvrage permet de trouver sur-le-champ le terme propre qui répond à une idée quelconque et suggère, peut-on dire, les expressions dont on a besoin. On voit quels services il peut rendre à tous ceux qui ont à écrire en français. *(Demander le prospectus spécimen.)*

Dictionnaire synoptique d'étymologie française, par H. STAPPERS, donnant la dérivation des mots usuels, classés sous leur racine commune et en divers groupes : latin, grec, langues germaniques, etc. Un volume in-12 de 960 pages. 6e édition. Relié toile . . . . 6 francs

Dans ce livre on trouvera, groupés d'une façon méthodique, tous les mots de la langue française de même provenance, qui, dans les autres dictionnaires, se trouvent forcément éparpillés d'après l'ordre alphabétique. On comprend quel intérêt présente cet ouvrage, tant au point de vue des recherches étymologiques qu'au point de vue de l'étude des mots. *(Demander le prospectus spécimen.)*

Vocabulaire synthétique de la langue française, par L. GRIMBLOT. Un fort volume in-12, illustré de 4 500 gravures. Broché. . . . . 10 francs
Relié toile. . . . . 12 francs

Cet ouvrage permettra de se livrer à une étude approfondie du vocabulaire. On y trouvera les mots-racines des diverses provenances groupés avec leurs dérivés autour de l'idée à laquelle ils se rapportent.

Dictionnaire méthodique et pratique des rimes françaises, précédé d'un traité de versification, par Ph. MARTINON. Un volume petit in-12 de 300 pages. 4e édition. Relié toile. . . . . 2 fr. 50

Ce dictionnaire offre des avantages considérables sur tous les ouvrages similaires. Outre que sa nouveauté le met au courant des derniers enrichissements de la langue, il se recommande par l'originalité de son plan, grâce auquel les rimes sont présentées d'une façon particulièrement pratique. *(Demander le prospectus spécimen.)*

Envoi franco au reçu d'un mandat-poste.

Livres d'intérêt pratique

Mémento Larousse. Petite encyclopédie de la vie pratique, contenant toutes les connaissances usuelles en un volume (*Vingt ouvrages en un seul*). 730 pages (format 13,5 × 20), 900 gravures, 82 cartes dont 50 en couleurs. Cartonné, **5** fr.; relié toile (reliure originale de GIRALDON). . . . . **6** francs

On trouve dans le *Mémento Larousse :* un traité de grammaire, un abrégé d'histoire, une géographie avec un atlas de 50 cartes en couleurs, une arithmétique, des éléments d'arpentage, un traité de dessin, un compendium de sciences physiques et naturelles, des notions d'agriculture, le droit usuel, le savoir-vivre, des modèles de lettres, l'hygiène, des recettes et procédés, etc. C'est un véritable vade-mecum qui rendra les plus grands services dans la vie.

Pour choisir une carrière, par Daniel MASSÉ, juge de paix de Nogent-sur-Marne. Un vol. in-8° de XXXII-520 pages. 2e éd. Br., **4** fr. **50**; relié t. **5** fr. **50**

Cet ouvrage se distingue de tous ceux qui ont déjà paru dans ce genre par la largeur de son plan et par une précision de renseignements à laquelle on n'avait pas encore atteint en pareille matière. On y trouvera, non seulement sur les professions administratives, libérales, commerciales et industrielles, mais même sur les métiers manuels, des indications aussi pratiques que détaillées.

Manuel du Commerçant, par E. SEGAUD, ancien président du Tribunal de commerce d'Arras. Un vol. in-8° de 320 pages. Broché, **3** fr. **50**; rel. t. **4** fr. **50**

Ce volume présente, sous une forme simple et commode à consulter, les diverses notions juridiques et pratiques d'un intérêt courant dans la vie commerciale. Dû à la plume d'un homme du métier, il rendra les plus grands services aux commerçants, qui auront avec lui sous la main la solution des mille cas qui peuvent journellement les embarrasser.

La Comptabilité commerciale, industrielle et domestique, **avec** notions sur le commerce, le crédit, les sociétés et la législation commerciale, par Gustave SUREPH. Un vol. in-8° de 270 pages. 3e édit. Br., **3** fr.; rel. toile. **4** francs

Pour gérer sa fortune, par Pierre DES ESSARS. Conseils pratiques sur les placements de capitaux et les assurances. 4e édit. In-8°. Br., **2** fr. **50**; rel. **3** fr. **50**

La Cuisine et la Table modernes. Ouvrage écrit spécialement pour la maîtresse de maison par des hommes de métier. Beau volume in-8° de 500 pages, 600 gravures, dont 135 reproductions photographiques d'après nature. 13e mille. Broché, **5** fr.; relié toile . . . . **6** fr. **50**

Cet ouvrage n'est pas un banal livre de cuisine; c'est un guide pratique dû à la collaboration d'hommes du métier et dans lequel on trouvera non seulement les recettes culinaires proprement dites, mais encore tout ce qu'une femme doit savoir sur l'hygiène de l'alimentation, le pain, les condiments, la viande, la volaille, le poisson, les légumes, les conserves, le matériel de cuisine, le service de table, etc.

La Chasse moderne, *encyclopédie du chasseur*, due à la collaboration des personnalités les plus autorisées du monde cynégétique. In-8°, 710 pages, 438 gravures (dessins d'après nature et photographies instantanées), 24 tableaux synthétiques, 85 airs de chasse. 15e mille. Br., **7** fr. **50**; relié toile. . **10** francs

La Pêche moderne, *encyclopédie du pêcheur,* due à la collaboration de spécialistes compétents. In-8°, 600 pages, 680 gravures, 32 tableaux synthétiques. 7e mille. Broché, **6** fr. **75**; relié toile. **9** francs

Envoi franco au reçu d'un mandat-poste.

Collection in-4° Larousse

Donner à un prix très modéré de véritables ouvrages de luxe, imprimés avec soin sur un papier magnifique, merveilleusement illustrés par les procédés de reproduction photographique les plus perfectionnés et revêtus de reliures originales signées d'artistes comme Grasset, Auriol, etc., tel est l'objet de la *Collection in-4° Larousse*. Cette superbe collection met ainsi à la portée de tous des satisfactions jusqu'ici réservées à un petit nombre de bibliophiles et d'amateurs. (Format 32 x 26.) — *Demander le prospectus détaillé.*

Histoire de France illustrée, *en deux volumes*. La plus intéressante et la plus belle histoire de France qui ait jamais été publiée. 2 028 gravures photographiques, 43 planches en couleurs, 9 cartes en couleurs, 96 cartes en noir. Broché, **53** fr.; relié demi-chagrin . . . . **65** francs

La France, géographie illustrée, *en deux volumes*, par P. JOUSSET. Merveilleuse et vivante évocation de toutes les beautés de notre pays. 1 942 gravures photographiques, 47 planches hors texte, 21 cartes et plans en noir, 30 cartes en couleurs. — Broché, **56** fr.; relié demi-chagrin. . . . . **68** francs

Atlas Colonial illustré. 7 cartes en couleurs, 70 cartes en noir, 16 planches hors texte, 768 gravures photographiques. — Broché, **18** fr.; relié . **23** francs

Paris-Atlas, par F. BOURNON. 595 gravures photographiques, 32 dessins, 24 plans en huit couleurs. — Broché, **18** fr.; relié demi-chagrin. . **23** francs

L'Allemagne contemporaine illustrée, par P. JOUSSET. 588 gravures photographiques, 8 cartes en couleurs, 14 cartes ou plans en noir. — Broché, **18** fr.; relié demi-chagrin. **23** francs

La Belgique illustrée, par DUMONT-WILDEN. 570 gravures photographiques, 10 planches hors texte, 4 planches en couleurs, 6 cartes en couleurs, 22 cartes en noir. — Broché, **20** fr.; relié demi-chagrin . . . . **26** francs

L'Espagne et le Portugal illustrés, par P. JOUSSET. 772 gravures photographiques, 10 cartes et plans en couleurs, 11 cartes et plans en noir. — Broché, **22** fr.; relié demi-chagrin. **28** francs

La Hollande illustrée, par VAN KEYMEULEN, BOOT, etc. 349 gravures photographiques, 2 planches en couleurs, 15 planches en noir, 4 cartes en couleurs, 35 cartes en noir. — Broché, **12** fr.; relié demi-chagrin . . . **17** francs

L'Italie illustrée, par P. JOUSSET. 784 grav. photogr., 14 cartes et plans en couleurs, 9 cartes en noir. — Broché, **22** fr.; relié demi-chagrin. . . **28** francs

Atlas Larousse illustré. 42 cartes en couleurs, 1 158 gravures photographiques. — Broché, **26** fr.; relié demi-chagrin. . . . . **32** francs

La Terre, géologie pittoresque, par Aug. ROBIN. 760 gravures photographiques, 24 hors-texte, 53 tableaux de fossiles, 158 dessins et 3 cartes en couleurs. — Broché, **18** fr.; relié demi-chagrin. . . . . **23** francs

Le Musée d'Art (**des Origines au XIXe siècle**), publié sous la direction d'E. MÜNTZ. 900 gr. photogr., 50 pl. h. t. — Br., **22** fr.; rel. demi-ch. **27** francs

Le Musée d'Art (**XIXe siècle**). 1 000 gravures photographiques, 58 planches hors texte. — Broché, **28** fr.; relié demi-chagrin . . . . **34** francs

Les Sports modernes illustrés, encyclopédie sportive illustrée, publiée sous la direction de P. MOREAU et G. VOULQUIN. 813 gravures, 28 planches hors texte. — Broché, **20** fr.; relié demi-chagrin. . . . . **26** francs

N. B. — *Ces ouvrages peuvent être acquis à raison de* **5** *francs par mois par 100 francs de commande (en France, Algérie, Tunisie, Alsace-Lorraine, Suisse et Belgique).*

Envoi franco au reçu d'un mandat-poste.

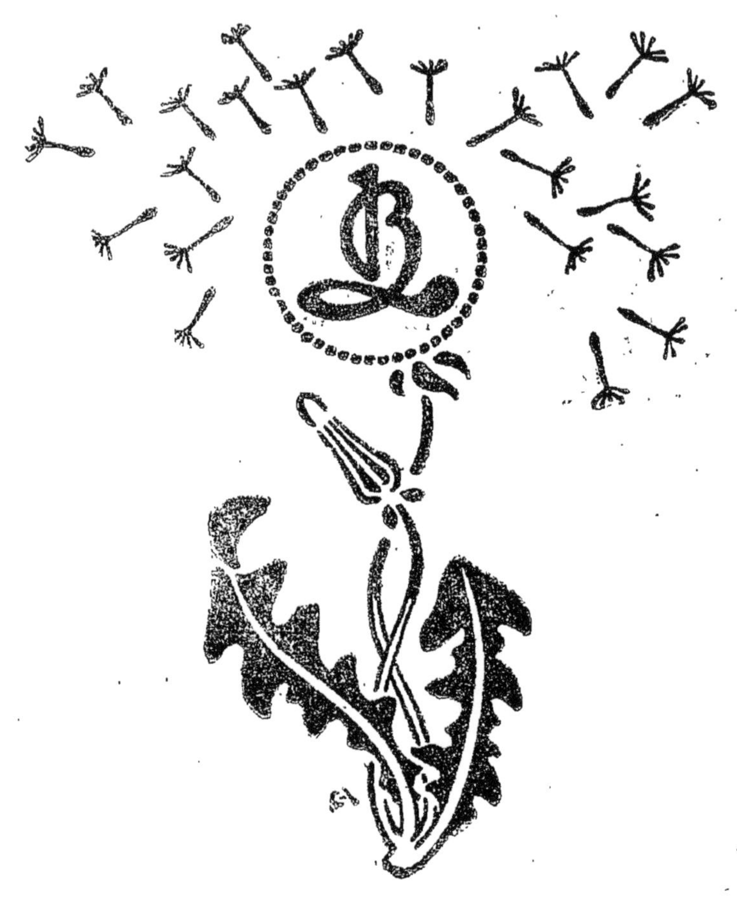

www.ingramcontent.com/pod-product-compliance
Ingram Content Group UK Ltd.
Pitfield, Milton Keynes, MK11 3LW, UK
UKHW021103200726
13857UKWH00003B/1067

9 782012 941359